JN113393

看護のための
症状Q&A
ガイドブック

第2版

岡田忍

川崎市立看護大学教授

サイオ出版

● ●はじめに● ●

　今、皆さんはどんな状況でこの本を開いてくれているのでしょうか。おそらく臨地実習で担当することになった患者さんの症状について調べようとしているところなのではないでしょうか。

　本書は、臨床で遭遇する機会の多い症状を選び、そのメカニズムの解説を中心にＱ＆Ａスタイルでまとめたものです。表現やイラストもできるだけ平易なものになるよう心がけました。また、症状のなかにはしばしば一緒にみられたり、続いて起こってきたりするものがあるので、症状同士の関連に目を向けられるような工夫も盛り込みました。大きさも、ベッドサイドで使えるようにコンパクトなものにしました。臨地実習のなかで、皆さんが大いに本書を活用してくださることを願っています。

　症状は、正常な機能や形態が何らかの原因で障害されたときに現れてくるものです。従って、正常な機能や形態（解剖学、生理学、生化学）とどこがどのように障害されるのか（病態生理学）を知っていることは、症状の理解にとって不可欠です。本書の中でも、それぞれの症状を理解するうえで必要な解剖生理、病態生理について簡単に触れていますが、紙面の都合上十分とはいえません。この機会に、ぜひもう１度これらの専門基礎科目を復習しましょう。実際の患者さんの状態と照らし合わせることで、きっと講義で学んだ知識が確実に自分のものになっていくのを実感できるのではないかと思います。

　また、同じ症状でも疾患によってその背景にある病態は異なっており、個々の状況に応じたケアが必要になります。なぜ、この疾患だとこのような症状がみられるのかを合わせて理解することをぜひ心がけましょう。

　最後に、本書はあくまでも参考書であり、本当の教科書は皆さんの前の患者さんであることを忘れないでください。

2024 年 4 月

川崎市立看護大学教授

岡田　忍

CONTENTS

1 ショック

▶なし（訴えられない）

Q1 Question ショックって何ですか？

A Answer ショックとは、血液の循環に何らかの障害が起きて、急激に全身の組織に十分な酸素が行きわたらなくなった状態（急性の全身の末梢循環不全）です。

酸素が不足することで細胞が正常な機能を営むことができなくなり、早急に適切な処置を行わないと重要臓器が障害されたり死に至ることもある、とても重篤な状態です。

Q2 Question ショックが起こる原因は？

A Answer ショックが起こる原因は、循環血液量が減る場合と減らない場合の、大きく2つに分けられます。後者はいろいろな異常によって血液がうまく流れなくなるため、ショックが起こります。

Q3 Question どんな時に循環血液量の減少によるショックが起こるの？

A Answer わかりやすい例は大出血です。出血が起こると、心臓に戻ってくる血液が少なくなります。そのた

6

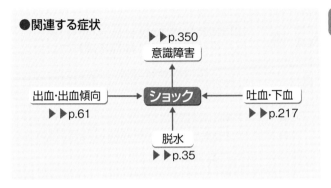

●関連する症状

▶▶p.350
意識障害

出血・出血傾向 → ショック ← 吐血・下血
▶▶p.61   ▶▶p.217

脱水
▶▶p.35

め、全身に送り出される血液も減少し、血圧が低下します。その結果、末梢の血流が減少して酸素不足をきたします。

　出血以外には、広汎な熱傷や下痢・嘔吐をくり返すなど、大量に体液が喪失した場合にも、循環血液量が減少し、ショックが起こります。循環が血液量が減少することから「低容量性ショック」とよばれます。

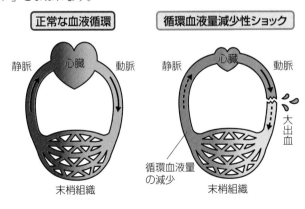

正常な血液循環

静脈　心臓　動脈

末梢組織

循環血液量減少性ショック

静脈　心臓　動脈

大出血

循環血液量
の減少

末梢組織

＊色の濃淡は一定の容積を流れる血液
　の量を表します

Q.4 血液量が減らないのに起こる ショックってどんなもの？

Answer 低容量性ショック以外には、主に次の4つのタイプのショックがあります。

・心臓のポンプ機能の障害によって生じる「心原性ショック」
・心臓あるいは肺動脈などの大血管が閉塞し、血液を送り出せなくなって起こる「閉塞性ショック」
・末梢血管の急激な拡張によって血圧が低下して生じる「血液分布異常性ショック」
・感情の動揺や痛みによって起こる「神経原性ショック」

Q.5 心原性ショックって何ですか？

Answer 血液は、心臓がポンプの働きをすることによって全身に送り出され、末梢組織に酸素や栄養分を運んでいます。心筋梗塞や重症の不整脈によって心臓のポンプ機能が障害されると、十分な血液を送り出すことができなくなって

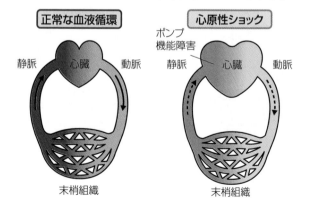

正常な血液循環

静脈　心臓　動脈

末梢組織

心原性ショック

ポンプ機能障害

静脈　心臓　動脈

末梢組織

ショックが起こります。

Q6 閉塞性ショックって何ですか？

Answer 　主要な動脈や静脈が血栓や塞栓あるいは外部からの圧迫などによって閉塞し、血液循環が妨げられるために起こるショックです。代表的なものが肺動脈塞栓症です。たとえば、飛行機に乗っているときなど長時間同じ姿勢で座っていると、血液の緩やかな下肢の静脈に大きな血栓ができます。歩くことによる筋肉の運動で、血栓が流れていって肺動脈の太い枝を塞ぎ、循環不全が起こるのです。

Q7 血液分泌異常性ショックって？

Answer 　末梢血管が拡張するとその部分の容積が増え、末梢に血液が多く集まります。すると血圧が下がり、血液がうまく流れなくなります。アナフィラキシー・ショックや、エンドトキシン・ショックが、このタイプです。

Q8 アナフィラキシー・ショック、エンドトキシン・ショックって何ですか？

Answer 　食物や薬剤などに対するⅠ型アレルギーによる即時型の全身性過敏反応（アナフィラキシー）では、アレルゲンが侵入すると肥満細胞からヒスタミンが放出されます。ヒスタミンには血管を拡張させ、血管透過性（→p.57）を亢進させる作用があり、血圧が低下してショックが起きます。

エンドトキシン・ショックは、虫垂炎や潰瘍などによって腸壁に穴が開いたり、薬の副作用で腸管の粘膜が傷ついたりしたときに、腸内にいる細菌や、その一部が血液中に入ると起こります。

エンドトキシンはグラム陰性桿菌(いんせいかんきん)の細胞壁の一部です。これが血液中に入ると、マクロファージなどの炎症細胞からサイトカインが放出されます。その結果、一酸化窒素やプロスタサイクリンなどの血管拡張作用をもつ物質が生じるため、ショック状態になります。

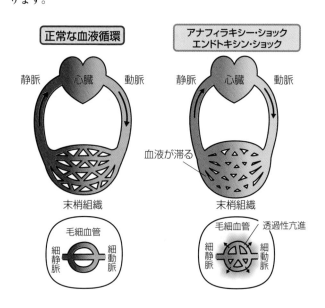

正常な血液循環

静脈　心臓　動脈

末梢組織

毛細血管
細静脈　細動脈

アナフィラキシー・ショック
エンドトキシン・ショック

静脈　心臓　動脈

血液が滞る

末梢組織

毛細血管　透過性亢進
細静脈　細動脈

COLUMN
大動脈内バルーンパンピング法

心不全で心臓のポンプ機能が障害を受けたときには、低下した循環機能をサポートする補助循環法を行います。このうち、臨床で最も広く用いられているのが、大動脈内バルーンパンピング法です。

大動脈内バルーンパンピング法は、大腿動脈や上腕動脈などから胸部大動脈にバルーンカテーテルを挿入し、拡張期にバルーンをふくらませることによって拡張期血圧を上昇させ、冠状動脈の血流を増やして、心筋への酸素供給を行います。収縮期には、バルーンをしぼませ、左室への負担を減らして酸素消費量を減少させます。

心原性ショックの治療のほか、不安定狭心症や人工心肺からの離脱時にも使用されます。ただし、大動脈弁の機能不全や、大動脈解離などの大動脈の病変がある人、出血傾向がある人には実施できません。合併症として、動脈の損傷、下肢の虚血、感染、血栓の形成を起こすことがあります。

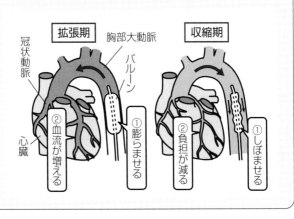

拡張期　冠状動脈　胸部大動脈　バルーン　収縮期　心臓　②血流が増える　①膨らませる　②負担が減る　①しぼませる

Q9 神経原性ショックって何ですか？

Answer 外傷などによる脊髄損傷た脊髄麻痺などで血管の収縮にかかわる交感神経の働きが低下することによって、血管が拡張して血圧が下がり、ショック状態になるものをいいます。

Q10 ショックはどう進行するの？

Answer ショックは、適切な治療を行って原因を除けば回復可能な「代償期」と、後遺症を残したり、最悪の場合は死に至ることもある「非代償期」の2段階に分けられます。

代償期には、身体が代償機能を使い、脳と心臓以外の血管を収縮させての生命の維持に欠かせない脳と心臓に血液を集め、心拍数を増加させて血圧を上げようとします。

各組織がダメージを受けていないこの時点で、出血などのショックの原因を取り除ければ、回復可能です。

ところが、末梢の循環不全が進行した非代償期に移行すると、酸素不足によって血管の内側をおおう内皮細胞や組織が損傷を受けます。すると血漿が血管外に漏れ出し、損傷した組織から放出された物質が血管を拡張させ、その結果、血圧がさらに低下して低酸素による血管や組織のダメージが進行し、これがまた血漿の血管外への漏出をまねくという悪循環が繰り返され、多くの重要臓器の機能が障害されて重篤な後遺症を残したり、死に至ってしまうのです。

Q 11 重要臓器の機能の障害って何が起こるの？

Answer　1つは血液凝固の異常（DIC）です。組織や内皮細胞が傷害されると、組織因子の放出や内皮細胞の抗血栓作用の低下によって血管内に多数の血栓が形成されます。DICでは重要臓器の循環障害による機能障害が起こったり、大量の凝固因子の消費と線溶系が活性化することによって出血しやすくなります。

　また、酸素をたくさん使う腎臓はショックに弱く、しばしば急性腎不全（急性尿細管壊死）が起こります。

　肺では、血管から血漿中のタンパクが肺胞に漏れ出して肺水腫となり、さらに肺胞の内側に膜をつくってガス交換が妨げられ、急性呼吸不全（急性呼吸促拍症候群：ARDS）が起きます。そのほかには、胃や腸管粘膜に出血、びらん、潰瘍がみられます。

用語解説

DIC（播種性血管内凝固症候群） ……………………………

　いろいろな原因で凝固系と線維素溶解系（線溶系）のバランスが崩れると全身の血管内で血液凝固が亢進し、多数の微小血栓が形成されます。その結果、循環障害による多臓器の機能障害（MODS）や凝固因子の消費と線溶系の活性化による出血傾向をきたす病態を、DIC：Disseminated Intravascular Coagulation Syndrome(播種性血管内凝固症候群)といいます。

　ショック以外にDICを起こしやすい基礎疾患としては、白血病（とくに急性前骨髄性白血病）、がん、重症の感染症、前置胎盤早期剥離などの産科疾患があります。

Q 12 何を観察し、どう行動すればいいの？

Answer ショックの代表的症状は、血圧低下（収縮時血圧90mmHg以下）、顔面蒼白、チアノーゼ、微弱な脈、頻脈、虚脱（無欲、無関心、意識障害）、呼吸不全、尿量減少、体温低下、冷や汗などです。また、血圧の低下は重篤さを表す指標になります。看護師は、ショック状態に陥った患者の第一発見者になる可能性が高いので、これらの症状を発見したらショックを疑い、速やかに適切な処置につなげなくてはいけません。

ショック時には、原因のアセスメントと並行して、呼吸と循環の確保を行います。安静にし、頭を低く足を上げるようにし、心臓への還流を増やし、脳への血流を維持します。気道を確保し、酸素吸入や挿管も考慮に入れるとともに、輸液のための静脈を確保します。

頻回に、バイタルサインや意識レベルを把握し、パルスオキシメータで動脈血酸素飽和度をチェックします。腎不全の発見のために尿量もチェックします。

2 痙攣

▶なし（意識障害を伴う場合）
▶「筋肉が勝手に動きます」

Q.1 痙攣って何ですか？

A.nswer 　痙攣とは、急激に起こる比較的大きな筋肉（骨格筋）の収縮のことです。

　骨格筋の収縮は、脳の運動神経細胞の興奮（命令）が筋肉に伝わることによって起こり、自分の意思でコントロールすることができます。骨格筋を随意筋というのはそのためです。

　普通、身体を動かすときは、自分の意思で筋肉を収縮させて腕

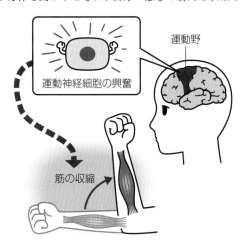

運動野

運動神経細胞の興奮

筋の収縮

15

●関連する症状

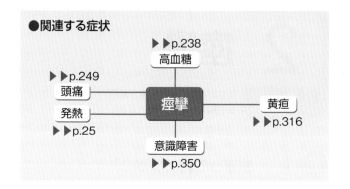

や脚を動かします。ところが痙攣時には、運動神経細胞が異常に興奮して電気的刺激を出してしまうので、筋肉が自分の意思に反して（不随意に）収縮してしまいます。つまり、痙攣は、神経細胞の異常な興奮の結果、起こるといえます

ポイントは、不随意であること、急激に起こることです。

Q 2 運動神経細胞の興奮は どのようにして調節されているの？

Answer 　身体の動きはいくつもの筋肉が協調して同時に収縮したり弛緩したりすることで生まれます。したがって、意思をもって身体を動かすときには、その動きにかかわる筋肉全体に対する命令が筋肉を支配する運動神経細胞に伝えられ、その結果、必要な筋肉を支配する運動神経細胞が興奮し、筋肉が協調して収縮し、意思に沿った動きをつくり出します。つまり、運動神経細胞の興奮は、勝手に起こるのではなく、前頭連合野のようなより高次の機能を営む部位によって制御されているといえます。

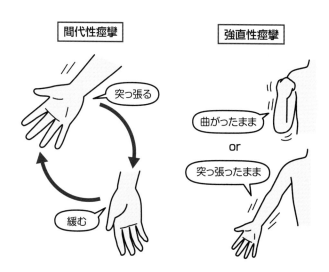

<u>Q</u>uestion 3 　痙攣にはどんな種類があるの？

<u>A</u>nswer 　　　痙攣は、「間代性痙攣」と「強直性痙攣」の2つに分けられます。両者の違いは、筋肉の収縮の起こり方です。

間代性痙攣では、筋肉の収縮と弛緩が交互に起こり、腕や脚は伸展と屈曲を繰り返します。収縮と弛緩の間隔には、ある程度のパターンがあり、たとえば「1分収縮した後に3分間弛緩する」といった状態を規則的に反復します。

強直性痙攣は、名前のとおり、筋肉がずっと収縮を続けている状態で、腕や脚は「つっぱったまま」「こわばったまま」あるいは「曲がったまま」になります。

なお、痙攣発作が短い間隔で繰り返される状態を、「痙攣重積状態」といいます。

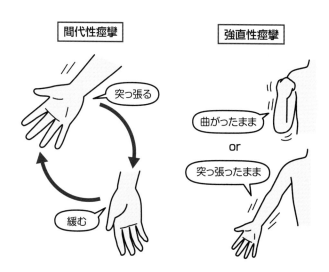

間代性痙攣

突っ張る

緩む

強直性痙攣

曲がったまま

or

突っ張ったまま

痙攣

神経細胞の異常な興奮によって痙攣、意識消失などの種々の精神症状を発作性に繰り返す状態を、てんかんといいます。痙攣は、てんかんの発作として起こるもの（てんかん性の痙攣）と、そうではないもの（非てんかん性の痙攣）に分けられます。

Q4 Question　どのような場合に痙攣が起こるの？

Answer　どのようにして神経細胞に異常な興奮が起こるのかは、よくわかっていません。しかし、痙攣を起こす原因としては、「脳の異常」「遺伝的な病気」「全身性疾患」があげられます。このほか、ヒステリーのような精神的な疾患によるものや、原因がわからない場合もあります。

Q5 Question　痙攣を起こす脳の異常や遺伝的な病気にはどんなものがあるの？

Answer　痙攣を引き起こす代表的な脳の疾患としては、脳梗塞や脳出血などの脳血管障害、脳挫傷や硬膜下出血などの外傷、脳腫瘍などによる頭蓋内圧亢進、脳炎や髄膜炎などの炎症、小頭症などの先天奇形などがあげられます。

　また、分娩時に吸引分娩などで赤ちゃんの神経細胞がダメージを受けると、後遺症として痙攣が起こることもあります。

　遺伝的な疾患としては、結節性硬化症があります。

Q6 Question 痙攣を起こす脳以外の原因には どんなものがあるの？

A Answer 代謝異常や電解質異常、中毒などによって脳の機能が障害される場合にも痙攣が起こります。

たとえば、低血糖に陥ったときや糖尿病性昏睡時に、痙攣が起こることがあります。低血糖では、神経細胞のエネルギー源であるブドウ糖の不足、糖尿病性昏睡では、高血糖による浸透圧の上昇やケトン体の増加による体液のpHの異常（アシドーシス）が、原因と考えられます。

COLUMN

子どもの熱性痙攣

熱性痙攣とは、乳幼児が急に高熱を出したときにみられる全身の痙攣で、生後6か月～6歳の乳幼児にみられます。乳幼児は脳の神経細胞が未発達でわずかな刺激に対しても興奮してしまうこと、それを抑制する神経細胞の働きも未熟なことから、大人に比べるとずっと痙攣を起こしやすくなっています。

てんかんによる痙攣との鑑別のポイントは、熱性痙攣は通常1～3分、長くても10分以内で治まり、あとは元どおりになることです。また、熱性痙攣は高熱の原因になる病気にかかっている間に、1度起こるだけです。

熱性痙攣の大部分は自然に治まるものです。しかし、なかには重篤な疾患が隠されていることもあるので、初めての熱性痙攣では必ず医師の診察を受ける必要があります。熱性痙攣を起こす年齢は3歳ごろまでといわれており、それ以降に初めて痙攣を起こした場合や、7歳を過ぎても起こすような場合は、熱性痙攣ではない可能性があるので、詳しく検査する必要があります。

また、肝硬変で肝機能障害が進行すると肝性脳症を起こし、痙攣がみられることがあります。門脈血中には腸内細菌が産生したアンモニアなどの有害物質が含まれていますが、肝硬変の末期にはこれらの物質を解毒する能力が落ちます。そのため血液中のアンモニア濃度が上がり、これが神経細胞に影響を与えます。

　腎不全の末期に尿毒症を起こした場合も、老廃物の排泄障害によって痙攣がみられることがあります。また、ナトリウムやカリウムなどの電解質の異常によっても、痙攣が起こります。

　乳幼児に多い熱性痙攣は、急激な体温の上昇に伴う痙攣です。高熱が、神経細胞の異常な興奮を起こすと考えられています。この他には、脳が低酸素に陥ったときにも痙攣がみられることがあります。

Question 7 てんかんの発作はどのように分類されるの？

Answer　次に、痙攣を主な症状とするてんかんの発作について、もう少し詳しくみていきましょう。

　てんかんの発作は、痙攣が身体の一部から始まるか、全体で始まるかによって「部分発作」と「全般発作」に分類されます。部分発作はさらに、意識障害のない「単純部分発作」と、意識障害を伴う「複雑部分発作」に分けられます。

　単純部分発作は、脳の特定部分の運動神経細胞に興奮が起きている状態で、その神経細胞が支配する骨格筋に痙攣が起こります。

　複雑部分発作における意識障害では、周囲の人と意思疎通ができなくなるのが特徴です。多くのケースで、自動症とよばれる症状がみられます。自動症とは、周囲の状況とは無関係に急に奇声を発する、走り出す、泣き出す、笑い出すといった行動をとるこ

とで、本人はこうした行動を覚えていません。

　全般発作は、左右の脳の神経細胞で興奮が起きている状態です。全般発作はさらに、欠伸発作、ミオクロニー発作、間代性発作、強直性発作、強直性間代性発作に分けられます。欠伸発作は、短時間の意識障害をいいます。ミオクロニー発作は、いきなり急激な筋肉の硬直が起こる発作で、全身の筋肉が硬直すると急にバタンと倒れることもあります。間代性発作では間代性痙攣と意識障害が、強直性発作では強直性痙攣と意識障害がみられます。強直性間代性発作は、強直性痙攣で始まり、次第に間代性痙攣に移行するもので、大発作ともいいます。ミオクロニー発作、強直性間代性発作は、多くのてんかんを起こす疾患で共通してみられます。

　この分類は国際抗てんかん連盟の1981年の分類に基づいたもので、現在でも用いられています。しかし、その後てんかんの原因遺伝子の解明が進み、てんかんの定義や分類が見直され、2017年に新たなてんかんの分類体系が発表されました。2022年には発症年齢、発作型・病型、予後、病因、特徴を記述した「てんかん症候群」という名称が提唱されています。

　2017年の分類では発作については以下のようになっています。

・**焦点起始発作**：大脳の片側の一部の興奮から始まる発作

　　　焦点意識保持発作

　　　焦点意識減損発作

　　　焦点起始両側強直間代発作

・**全般起始発作**：大脳の両側が同時に一気に興奮

・**起始不明発作**：発作をみただけでは、焦点起始発作か全般起始発作か判断できないもの

Q.8 痙攣の観察のポイントは？

Answer ひと口に痙攣といっても、現れ方はさまざまです。発現の仕方はどうだったのか、どのくらい持続するのか、どの部位に現れているのか、意識はあるのかについて観察します。発作的に繰り返す場合はてんかんの可能性があります。

また、年齢によって痙攣の原因をある程度推測することができます。乳幼児であれば、分娩時の脳損傷、先天奇形、先天性代謝異常（フェニルケトン尿症など）、脳腫瘍、熱性痙攣などが主な原因です。成人では、脳の外傷や炎症、中高年では脳血管障害を疑います。

このほか、糖尿病や肝機能障害、腎機能障害を起こすような疾患をもっていないかなど、痙攣を起こす全身疾患の既往についても確認しましょう。

さらに、てんかんのなかには遺伝するものもあるので、家族にてんかんをもつ人がいないか、家族歴も尋ねましょう。

Q.9 どんな検査が行われるの？

Answer 代謝異常、電解質異常の有無をみるため血液検査や尿検査が行われます。脳そのものに原因があると考えられた場合には、画像検査（頭部のCT、MRI）で、脳腫瘍や脳血管障害などの器質的異常がないかをみます。また、脳波をとり、異常な電気的興奮の有無を調べます。

Q10 痙攣を予防するケアは？

Answer　症状にもよりますが、てんかんでは抗痙攣薬を使い、発作のコントロールを行います。抗痙攣薬

用語解説

脳波検査

　脳波とは、脳の神経細胞が興奮したときに発生する電気的な変化をとらえたものです。現在では、国際標準電極配置法により、電極の標準的な位置が決められており、それぞれの電極がとらえた電気的な信号を約10,000倍に増幅して記録します。

　脳波はいろいろな周波数をもった波を合わせたものですが、主となる波の周波数によってδ波（0.5Hz～4Hz）、θ波（4Hz～8Hz）、α波（8Hz～13Hz）、β波（13Hz～30Hz）に分けられています。神経細胞の異常な興奮があると、脳波上に特有な波が出現するため、てんかんの診断によく利用されます。そのほか、覚醒レベルや睡眠の深さによって脳波に特徴的な波形が表れるので、意識水準や睡眠深度の判定などにも利用されています。

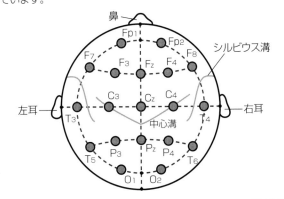

の飲み忘れは、重大な事故につながる可能性もあるのできちんと服用するすることが重要です。抗痙攣薬の有害事象（副作用）には眠気や肝障害、胃腸障害などがあります。痙攣を誘発する刺激が何かわかっているときには、それを避けるようにします。糖尿病やフェニルケトン尿症などの代謝異常や肝疾患、腎疾患が背景にあるときには、基礎疾患のコントロール、治療を行います。

Q11 Question 痙攣を起こした患者を見たらどうすればいいの？

Answer まず、まわりに危ないものがないか確認します。呼吸が妨げられないよう衣服を緩め、側臥位にして気道を確保します。口の中に食べ物などがあれば吸引し、誤嚥を予防します。噛まないように口腔内に何か入れることは気道閉塞を起こす危険があるため行っていけません。

身体をゆすったりせずに、痙攣の状態について観察することは診断の助けになります。長く続く場合やチアノーゼ、意識障害を伴う場合は、すぐに救急車をよぶ、医師に連絡するなどの対応をとります。

痙攣を繰り返す場合は転倒による傷害を避けるために、ヘッドギアをつけることもあります。また、なるべく1人にならないなど、痙攣を想定した日常生活の心がけをアドバイスしましょう。

3 発熱

▶「熱があります」
▶「寒気がします」

Question 1　発熱って何ですか？

Answer　　ヒトの体温は、熱産生と熱放散のバランスを維持することで、いつもほぼ一定に保たれています。

発熱とは、脳の体温を調節する中枢の体温設定の変化により、体温が異常に上昇した状態をいいます。

Question 2　どうやって熱産生と熱放散のバランスを取っているの？

Answer　　私たちの身体の熱は、いろいろな物質の代謝の結果、生じます。この熱は血液を温め、血液が循環することによって体内に伝えられます。同時に、血液が皮膚の表面近くを流れる時に、通常体温よりも低い外気の影響を受け、熱が身体の外に放散されます。さらに、発汗や不感蒸泄によっても、熱の放散が起こります。発汗や不感蒸泄で熱が放散されるのは、水が蒸発する時に気化熱が奪われるためです。

激しい運動をしたり、気温が高くなったりすると、顔が赤くなったり、汗をかいたりします。逆に寒いと、手足が冷えて蒼白になり、震えがきたりしますね。

●関連する症状

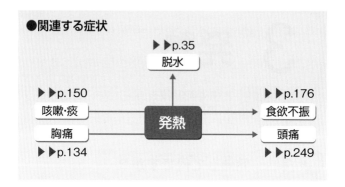

▶▶p.35
脱水

▶▶p.150
咳嗽・痰
胸痛
▶▶p.134

発熱

▶▶p.176
食欲不振
頭痛
▶▶p.249

　これらの現象を、体温調節という視点から見てみましょう。激しい運動をすると物質代謝が亢進し、熱の産生が増加します。これを体表から放散しようとして血管が拡張し、顔が赤くなります。また、汗が出るのは、熱の放散を増やすためです。逆に寒いと手足が冷えて蒼白になるのは、皮膚の血管を収縮させて熱が奪われるのを防ごうと、血流が減少するためです。熱が出るときに震えが起こるのは、筋肉を動かすことで熱を産生しようとする働きです。

用語解説

不感蒸泄（不感蒸散）…………………………………………
　不感蒸泄とは、名前の通り、「汗をかいている」と感じることなく身体から水分が蒸発することをいいます。直接外界と接している皮膚のほか、肺や気道の粘膜からも、呼気中に水分が失われます。寒いと吐く息が白く見えますが、これは呼気中の水蒸気が冷やされて水滴になるために起きる現象です。
　不感蒸泄として、1日当たり皮膚から500～700mL、肺・気道から150～450mLの水分が失われています。発熱時に体温が1℃上昇すると、不感蒸泄の量は約15%増加するといわれています。

Q.3 体温調節を司るのはどこ？

Answer 体温をコントロールする中枢（体温調節中枢）は、視床下部にあります。体温調節中枢では、体温を何度に維持するかという、設定温度（セットポイント）というものを決めています。そして、実際の体温が設定温度と等しくなるように、熱産生や熱放散を行う命令を出すのです。

例えば外気温が上がると、熱を放散するために、「汗をかけ」「血管を拡張しろ」というように命令を出し、体温を下げるわけです。

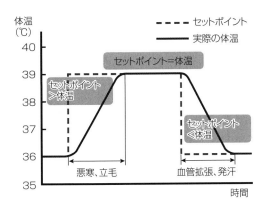

Q.4 「うつ熱」は発熱とは違うの？

Answer 発熱は、体温調節中枢のセットポイントが高く設定されてしまった状態です。これに対し、うつ熱ではセットポイントの上昇はありません。熱の産生と放散のバランスが崩れた結果として、産生された熱がこもってしまい、体温が上がります。代表例は、熱中症です。

この他に、バセドウ病のように甲状腺機能の亢進によって甲状腺ホルモンが過剰になると、甲状腺ホルモンには基礎代謝を増加させる作用があるため、熱産生が増加して体温が高くなります。この場合には、高体温とよばれます。

Q5 どうしてセットポイントが上昇するの？
Question

A
Answer
セットポイントは、視床下部の体温調節中枢が刺激されることで上昇します。体温調節中枢への刺激は、機械的刺激と化学的刺激の2つに分けられます。

Q6 機械的刺激ってどんなもの？
Question

A
Answer
脳腫瘍、脳出血、頭蓋骨骨折などによって体温調節中枢が損傷を受けたり、直接刺激されたりすると、発熱をきたします。

Q7 化学的刺激ってどんなもの？
Question

A
Answer
発熱の多くは、化学的刺激によるものです。血液中に体温調節中枢に作用する化学物質が存在すると、セットポイントが上昇します。たとえば、本来36〜37℃に設定されているセットポイントが40℃に設定されてしまいます。すると体温調節中枢は、40℃になるまで体温を上昇させる指令を出し続けます。

このような作用をもつ化学物質を発熱物質といい、炎症にかかわる細胞などが産生する内因性発熱物質と、グラム陰性桿菌の細

胞壁の成分であるリポ多糖（LPS）のように身体の外から侵入する外因性発熱物質に分けられます。

　たとえば、風邪をはじめとする感染症で熱が出る場合を考えてみましょう。細菌感染症では、細菌の外因性発熱物質がセットポイントの上昇をもたらします。同時に、細菌の侵入に対して遊走してきたマクロファージが、内因性発熱物質であるインターロイキン1（IL-1）というサイトカインを産生します。IL-1は脳内にプロスタグランジンE_2を産生させ、これが体温調節中枢に働き、セットポイントを上昇させて発熱を起こします。

　また、けがをしたときに発熱するのは、傷ついた組織を処理するためにやってきたマクロファージが、感染症と同様にIL-1などの内因性発熱物質を産生するためです。

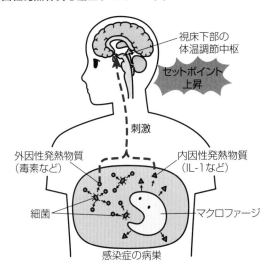

視床下部の
体温調節中枢

セットポイント
上昇

刺激

外因性発熱物質
（毒素など）

内因性発熱物質
（IL-1など）

細菌

マクロファージ

感染症の病巣

Q 8 熱が出るときに悪寒が伴うのは どうして？

Answer 悪寒とは全身がぞくぞくするような寒気をいい、しばしば震えを伴います。セットポイントが上がると、相対的にまわりの温度が下がったように感じ、悪寒が起こります。

また、筋肉を動かすことで熱を産生し、体温をセットポイントまで上げようとして、震えがきます。

用語解説

内因性発熱物質インターロイキン 1

炎症部位のマクロファージが産生するインターロイキン 1 は、本来は、免疫系のサイトカインとして見つかったものです。インターロイキン 1 が体温調節中枢にも作用して発熱を起こすことから、免疫系と神経系が、サイトカインを通じて情報を伝達しあっていることが明らかになってきました。

インターロイキン 1 によって発熱が起こると、視床下部や下垂体からエンドルフィンというモルヒネ様物質が分泌され、神経細胞の活動や消化管運動を抑制することが知られています。熱が出ると身体がだるくなって食欲が落ちるのはそのためで、このことはエネルギーを免疫系に集中させて、発熱の原因になった微生物などをできるだけ早く身体から排除することにつながります。

Q9 熱はどんなメカニズムで下がるの？

Answer 　炎症が終息に向かい、発熱物質の作用がなくなると、セットポイントは再び低い温度に設定されます。すると今度は、発汗などによって熱を放散し、体温が低下します。熱が下がるときに大量の汗をかくのはそのためです。

Q10 発熱はどのように分類されるの？

Answer 　まず、熱の高さにより、①微熱：37℃以上38℃未満、②中熱：38℃以上39℃未満、③高熱：39℃以上の3つに分けられます。

　また、熱型によって分類することもできます。とくに注意が必要なものとして、①稽留熱、②弛張熱、③間欠熱があげられます。

	稽留熱	弛張熱	間欠熱
40.0(℃) 39.0 38.0 37.0 36.0			
特徴	1日の日差が1℃以内で、高熱が持続する	1日の日差が1℃以上で、低いときでも平熱にはならない	1日の日差が1℃以内で、平熱に戻るときもある
主な疾患	白血病、悪性リンパ腫、髄膜炎	敗血症、化膿性疾患、ウイルス疾患、悪性腫瘍	マラリア、薬剤アレルギー

31

Q11 熱型って何ですか？

Answer 発熱時にみられる特徴的な体温変動のパターンを、熱型といいます。疾患によっては、特徴的な熱型を示すものもあるので、発熱の原因を推測するのに役立ちます。

代表的な熱型は、稽留熱、弛張熱、間欠熱です。

Q12 稽留熱ってどんなもの？

Answer 体温の日差（最高体温と最低体温との差）が1℃以内で、高熱が持続するものをいいます。

以前は腸チフスでよくみられましたが、現在では白血病、悪性リンパ腫、髄膜炎などで多くみられます。

Q13 弛張熱ってどんなもの？

Answer 体温の日差が1℃以上で、低いときでも平熱にはならない状態をいいます。敗血症、化膿性疾患、ウイルス疾患、悪性腫瘍などでみられます。中心静脈カテーテルなど血管内にカテーテルを挿入している患者は、血流感染から敗血症を起こすリスクがあるので、この熱型にはとりわけ注意が必要です。

Q14 間欠熱ってどんなもの？

Answer 体温の日差が1℃以上で、平熱に戻ることもあります。マラリアや薬剤アレルギーなどでみられます。

Q15 Question 発熱の原因になる疾患は？

A Answer 発熱は炎症の四徴の１つであり、炎症を引き起こす疾患は通常発熱を伴います。多いのは感染症による発熱です。食中毒（腸管の炎症）、結核、インフルエンザ、肺炎、髄膜炎、尿路感染症などがあげられます。また、自己免疫疾患や悪性腫瘍でも発熱がみられます。組織の破壊は、炎症を引き起こし、発熱を伴います。

Q16 Question 観察のポイントは？

A Answer 急激な発熱かどうか、熱の出方や持続時間はどのようなかどうかなどをチェックします。本当に発熱なのか、女性で微熱が続く場合は、妊娠によって高温期が持続している可能性も視野に入れておきましょう。

また、感染の有無や、随伴症状も観察します。気道の炎症では咳嗽・痰（→p.150参照）、胸痛（→p.134参照）、腸管の炎症では腹痛（→p.192参照）、下痢（→p.200参照）や嘔吐（→p.184参照）、髄膜炎では頭痛や項部硬直、嘔吐を伴います。

Q17 Question ケアのポイントは？

A Answer 高熱の場合は、安静を保ち、患者が楽な姿勢を保てるように心がけます。エネルギーの消耗を防ぐことで、合併症を予防することにもつながります。

悪寒を伴うときは、体温がセットポイントに到達していない状態なので、無理に体温を下げようとせず、むしろ湯たんぽや温かい飲み物を用意し、保温に努めます。

体温がセットポイントに達して悪寒がなくなったら、氷枕など
で冷やし、発熱による苦痛を和らげます。熱を下げる必要がある
ときには、腋窩や鼠径部など、太い血管が皮膚の表面近くを走行
している部位を冷却すると効果的です。

　代謝が亢進して不感蒸泄も増加し、さらに解熱時には汗をかき
ます。衣類交換や手早い清拭などで清潔を保つとともに、水分も
補給しましょう。なお、代謝が亢進すると体タンパクが失われ、
消化器系の働きも低下するので、栄養価が高く消化のよい食物を
取るように留意しましょう。

COLUMN

熱は下げないほうがいい

　熱は無理に下げないほうがいいということを、耳にしたこと
はありませんか。

　発熱は、体温調節中枢がセットポイントを高く設定して起こ
るわけですから、体温を上げることは身体にとって有利に働く
はずです。体温が上昇すると、免疫系の細胞が活発になる、ウ
イルスの活動が抑制されるといったメリットがあり、人が進化
のなかで微生物に対して獲得した防衛反応といえます。

　ですから、悪感・戦慄があるときは、冷やしたりせずに身体
を暖かくし、体温を早くセットポイントまで到達させたほうが
いいのです。

4 脱水

▶「皮膚に張りがなくなりました」
▶「のどが渇きます」

$Q_{uestion}$ 1 脱水って何ですか？

A_{nswer} 脱水とは、体内の水分、つまり体液が減った状態です。身体は半分以上が水分で占められていて、たった数％の水が不足しても、のどの渇きを覚えたり、さまざまな影響が現れたりします。

脱水を理解するためには、体液がどこにどれくらい分布しているかを知っておくことが大切です。

$Q_{uestion}$ 2 体液はどのように分布しているの？

A_{nswer} 身体に占める体液の割合は、成人では体重の約60％です。細胞の中（細胞内液）にあるのは約55％で、残りは細胞の外（細胞外液）に分布しています。

細胞外液 45％の分布をみると、血管内やリンパ管内に血漿やリンパとして7.5％、細胞と細胞の間に間質液（組織液ともいう）として20％、胸水や腹水といった体腔液として2.5％、ほかに結合組織、骨にそれぞれ7.5％となっています。

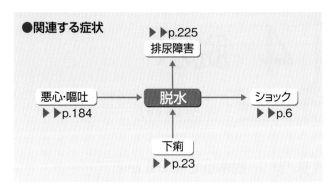

●関連する症状

▶▶p.225
排尿障害

悪心・嘔吐 → 脱水 → ショック
▶▶p.184   ▶▶p.6

下痢
▶▶p.23

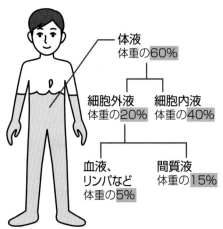

体液
体重の60%

細胞外液   細胞内液
体重の20%   体重の40%

血液、   間質液
リンパなど   体重の15%
体重の5%

Q3 Question 脱水にはどんな種類があるの？

A Answer　体液は水だけではなく、いろいろな電解質を含んでいます。なかでもナトリウムイオン（Na^+）は、浸透圧の調節に重要です。

脱水は失われる水分とナトリウムのバランスによって、①ナトリウムも失われるが、それ以上に水分が失われる場合（高張性脱水、水欠乏性脱水）、②水分とナトリウムの両方が同じくらい失われる場合（等張性脱水、混合性脱水）、③水分も失われるがそれ以上にナトリウムが失われる場合（低張性脱水、ナトリウム欠乏性脱水）の３つに分けられます。

COLUMN

細胞内液と細胞外液

　細胞内液と細胞外液の電解質の組成には大きな違いがあります。

　陽イオンについてみると、細胞内液にはK^+が多いのに対し、細胞外液にはNa^+が多くなっています。陰イオンでは、細胞内液はHPO_4^{2-}、細胞外液はCl^-が、それぞれ多くなっています。

　細胞内液と細胞外液は、細胞膜によって隔てられています。電解質は、その間を自由に通過することができず、チャネルやポンプといった構造によって出入りが調整されています。

　なかでも重要なのがNa^+-K^+ポンプでエネルギーを使って３個のNa^+を細胞内から細胞外へ、それと入れ換えに２個のK^+を細胞外から細胞内に運びます。

　細胞外液である血清のK^+の基準値は3.5～5 mEq/Lという非常に狭い範囲にあり、この値を外れると不整脈や筋力低下などの症状が現れてきます。とくに高カリウム血症では心室細動などの致死的な不整脈を引き起こしますので、塩化カリウム注射液の投与を指示されたときには、投与方法を十分に確認する必要があります。

Q4 Question 浸透圧って何ですか？

Answer 溶かしているもの（溶媒）は通すけれど、溶けているもの（溶質）は通さない膜を半透膜といいます。たとえば、食塩水では水が溶媒で、食塩が溶質になります。

溶質の濃度が異なる水溶液を半透膜を隔てて隣り合わせに置くと、溶媒である水分子が濃度の低い液から高い液に移動し、同じ濃度になろうとします。この「水を移動させる力」を浸透圧といいます。

浸透圧は、溶質の濃度によって決まります。細胞外液の溶質で最も多いのはナトリウムイオンで、細胞外液の浸透圧はナトリウムイオン濃度に大きく影響されます。また、体液の浸透圧は、細胞外液、細胞内液ともほぼ等しく、285mOsm（ミリオスモル）という一定の値を保つように調節されています。

細胞内液と細胞外液とは、細胞膜という半透膜を隔てて存在しています。細胞外液のナトリウムイオン濃度が変化すると、浸透圧を一定に保とうとして、細胞外液と細胞内液との間で水の移動が起こります。

Q5 Question どんなときに高張性脱水になるの？

Answer いちばん多いのは、水の摂取不足です。大量の汗をかいたときや嘔吐、下痢などでも起こります。また、尿崩症や、利尿薬を服用している場合に、腎臓での水の再吸収が障害されて水分を多く含んだ尿が多量に出てしまうため、脱水になることもあります。尿崩症とは、抗利尿ホルモンの不足により、溶質の少ない低比重の尿を慢性的に大量に排出し、脱水と極度の口渇を伴う状態のことです。

Q.6 どんなときに 低張性脱水になるの？

Answer　低張性脱水は、高温下での作業や激しい運動によって大量の汗をかいたときなどに、水分と一緒にナトリウムイオンが体外に失われているにもかかわらず、水分だけを補給した場合、相対的にNa⁺が不足して起こります。

また、嘔吐や下痢、熱傷でも、水分だけでなく電解質が失われるために電解質の補給が不十分だと低張性脱水が起こることがあります。

Q.7 高張性脱水ってどんな状態？

Answer　水分摂取が不足したり、大量の汗をかいたりすると、細胞外液の水分が少なくなります。その結

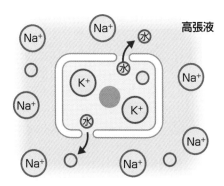

細胞内液にはNa⁺の代わりにK⁺が存在する

果、細胞外液のナトリウムイオン濃度が高くなり、高張液になります。すると、これを薄めようとして細胞の中の水分が細胞の外に出ていき、細胞は脱水状態になってしまいます。野菜に塩をふると、野菜から水分が出てくるのと同じメカニズムです。

Q8 低張性脱水ってどんな状態？

A nswer　低張性脱水では、水分の喪失よりも Na^+ の喪失が大きいため、細胞外液の Na^+ 濃度が低くなり、低張液になります。すると細胞外液と細胞内液の電解質濃度を等しくしようとして水が細胞外液から細胞内に移動し、その結果、脱水による細胞外液の減少はますます助長され、細胞内液の電解質濃度が低下してしまうことになります。

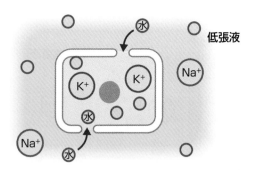

Q.9 脱水の観察のポイントは？

A.nswer 脱水のタイプによって対応が異なるので高張性脱水、等張性脱水、低張性脱水のいずれなのかを見極めることが大切です。

体液には血液も含まれますから、脱水によって循環血液量が減少すると血圧が下がります。とくに低張性脱水では細胞外液中の水分が細胞内に移動するために循環血液量の減少が大きく、血圧低下はより著しく現れます。それに伴い、心臓が末梢組織に必要な酸素を供給しようと心拍数を増加させるため、頻脈になります。また、血液が濃縮するためヘモグロビンやヘマトクリット値が上がります。

高張性脱水では、のどの渇き、体温上昇、発熱などを伴い、尿量が著しく減少します。舌や腋の下など、いつもは湿っている場所が乾いているかどうかが、脱水の有無をみるよい目安になります。皮膚の張りはなくなり、しわが目立つようになります。重症の場合は、口渇感を訴えることができず、せん妄などの精神症状が現れます。

一方、低張性脱水では、のどの渇きはありません。尿量も変化はないか、多少減少する程度です。嘔吐、頭痛に加え、重症になると昏睡などの意識障害が起こってきます。放置すると循環血液量が減り、ショックをきたすことがあります。

Q.10 脱水になりやすいのはどんな人？

A.nswer 乳幼児と高齢者です。

乳児や幼児は身体の水分の割合が約70％と高く、かつ身体が小さいために水の絶対量が少なく、下痢や嘔吐に

よってすぐに脱水症状に陥ります。また、尿の濃縮力が未熟なため、身体の水分を保持することができません。

　一方、高齢者は筋肉量が減少するため細胞内液の水分が減り、体内の水分量が約50％になります。尿を濃縮する機能も低下しているため、同じ量の老廃物を排泄するために、より多くの水分を必要とします。これに加えてのどの渇きを感じにくい、水を飲む量が少ない、トイレに行くのが面倒で水分摂取を控えがちであるなど、脱水を起こしやすい状況にあるので注意が必要です。また、高血圧のために利尿薬を服用している人も多いので、内服薬の確認が必要です。

Q11 Question 脱水のケアはどうするの？

Answer　症状が軽く、水分だけが欠乏しているときは、通常は水を飲めば回復します。しかし、症状が重く、電解質も失われていると判断される場合は、循環血液量の減少によるショックを防止し、失われた水分と電解質を補うため、医師の指示の下で輸液が必要になります。輸液は、脱水の原因や程度に応じて適したものが選択されます。ただし、過剰な輸液は心臓への負担となり、浮腫（→p.44参照）の引き金になることもあるので、注意が必要です。

　輸液中は、適正な輸液量か、輸液の速度は速すぎないか、入れる量と排出される量のバランスが取れているか、尿量や尿比重などを常にチェックすることが大切です。

　また、脱水になりやすい乳幼児と高齢者については、脱水が起こらないように予防することが大切です。とりわけ高齢者は、周りが気づかないうちに重篤な脱水に陥っているケースが少なくありません。こまめに水分補給を行い、尿量をチェックをするこ

とが大切です。嚥下障害（→p.168参照）をもつ人は水でもむせることがあるので、少量ずつ水分を補給するように心がけましょう。

COLUMN

脱水時の輸液

中等度以上の脱水時や、口から水分を補給できない場合には、輸液（点滴静脈内注射）が必要になります。
ショックや血圧低下、意識障害が起きている場合、脱水の原因が不明な場合には、循環血液量を回復させるため、生理食塩水や乳酸加リンゲル液などの細胞外液の組成に類似した等張液を投与します。循環動態が安定したら、脱水のタイプや病態に応じて、不足しているものを補います。

水分、電解質の補給に用いられる輸液は、電解質の濃度が血漿と同じであるため、細胞内への水分の移動は起こらず、細胞外液が増加する等張電解質輸液と、血漿よりも電解質濃度が低く、細胞外液だけでなく細胞内液も増加する低張電解質輸液に分類されます。低張電解質輸液はさらに以下の1〜4号液に分かれ、3号液が最もよく使われます。

1号液（開始液）	カリウムを含まない
2号液（脱水補給液）	細胞内に多い電解質を含む
3号液（維持液）	1日に必要な水・電解質の補給
4号液（術後回復液）	電解質濃度が低い

（出典：大塚製薬工場ホームページ）

失われた水分量を一気に補うと心臓への負担が大きいので、最初の24時間でその半分くらいを補うようにします。尿量をみて腎機能が正常であることを確認したら、必要に応じてK$^+$を加えます。脱水があると、循環血液量の減少を補うためにレニン-アンギオテンシン-アルドステロン系が作動し、K$^+$の排泄が促進します。そのため、脱水が改善されるとともに、低K$^+$血症が現れてくる場合があるためです。

5 浮腫

Q.1 浮腫って何ですか？

Answer 　塩辛い物を食べすぎた翌日や1日中立ちっぱなしだったので夕方になって脚がむくんだ……。

いずれも、むくみの原因は「水分」です。塩辛い物を食べすぎると血漿の浸透圧を保つために血液中の水分が増加します。また、立ちっぱなしだと下肢の静脈血がうっ滞します。その結果、いずれも血管内圧が増加して血管内の水分が血管外に漏れ出し、脚がむくむわけです。

ただ、これらは一時的な現象で、時間が経てば大抵は解消されます。身体には、水分を調節する仕組みが備わっていて、たとえば「水分を摂取したら、その分だけ尿や汗として体外に出す」というように、いつも体内にある水分、つまり体液の量や組成が一定に保たれるようになっています。

ところが、この仕組みのどこかに障害が起こると、結果として身体に水分が滞留した状態になります。この状態を「浮腫」といいます。

44

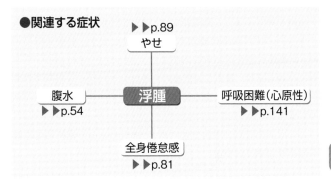

●関連する症状

やせ ▶▶p.89

腹水 ▶▶p.54 — 浮腫 — 呼吸困難（心原性）▶▶p.141

全身倦怠感 ▶▶p.81

Question 2 身体のどこに水分が溜まるの？

Answer 浮腫で水分が貯留するのは、「間質」です。間質というのは細胞と細胞の間のすき間のことです。間質の水分のことを間質液または組織液といい、浮腫とは間質液が増加した状態です。

水分はあらゆる器官で生命維持のために重要な役割を担い、成人では体重のおよそ60％を占めています。

体液の55％は細胞の中にあり、これを「細胞内液」といいます。45％は、細胞の外にある「細胞外液」です。細胞外液は、組織中にある間質液と、血漿やリンパのように血管やリンパ管や体腔、結合組織、骨に存在するものとに分けられます（→p.36図参照）。

血液やリンパと、間質の間では、たえず水の移動が行われています。水の移動に関係する主な力は、血管内圧、血漿膠質浸透圧です。血管内圧は血管内の水分を間質に移動させる力として働き、動脈側では静脈側よりも大きな値を示します。血漿膠質浸透圧は間質の水分を血管内に移動させる力として働き、血管の部位によらず一定です。

組織を見てみると、動脈側では、血管内圧が血漿膠質浸透圧より大きいので、水が血管から間質に移動します。静脈側では逆に、血漿膠質浸透圧が血管内圧より大きいので、水は間質から血管に移動します。また、間質液の一部はリンパ管にも吸収されており、間質の水分が増加した場合には、リンパ管への吸収量が増加します。

　この水分の流れに障害が起こると、間質に水分が溜まって浮腫が起こります。

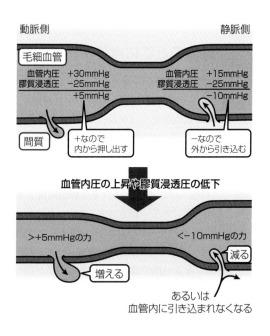

用語解説

血漿膠質浸透圧 ....

溶質（溶けているもの）は通さないけれど、溶媒（溶かしているもの、水分子）は通す膜を半透膜といいます。

溶質の濃度が異なる溶液を、半透膜を隔てて隣り合わせに置くと、水分子が濃度の低いほうから高いほうに移動し、同じ濃度になろうとします。この「水を移動させる力」が、浸透圧です。

次に、溶質の濃度の異なる2つの液を血漿と組織液、半透膜を血管壁に置き換えて考えてみましょう。下図を見てください。ただ「浸透圧」といった場合に重要なのは、Na^+です。しかし、Na^+は血管壁を自由に通過するので、血漿と組織液のNa^+濃度はほぼ同じで、血漿と組織液の間で水を移動させる力にはなりません。

では、血漿と組織液の間で濃度が異なる溶質は何でしょうか。答えは、膠質（タンパク質）です。タンパク質は分子が大きいため、Na^+のように自由に血管壁を通過することができません。血漿のタンパク質の濃度と組織液のタンパク質の濃度を比べると血漿のほうが大きく、この差が組織液から血漿へと水を移動させる力、すなわち血漿膠質浸透圧になります。

低タンパク血症では、血漿と組織液のタンパク濃度の差が小さくなるので、組織から血漿に移動する水分も減少し、浮腫が起きます。

5

浮腫

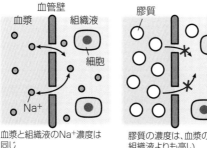

血漿と組織液のNa^+濃度は
同じ

膠質の濃度は、血漿のほうが
組織液よりも高い

47

Q.3 浮腫はどうして起きるの？

浮腫が起こるメカニズムは、「血管内圧の上昇」「血漿膠質浸透圧低下」「ナトリウムの貯留」「リンパ管障害」の4つに分類されます。

また、全身に起こるものを全身性浮腫、局所的に起こるものを局所性浮腫といいます。それぞれの特徴は、表のとおりです。

このほかに炎症では、炎症部位の血管透過性が亢進することによって浮腫が起こります。

表 浮腫の種類と特徴

	浮腫の種類	浮腫の特徴	浮腫以外にみられる所見
全身性浮腫	心原性浮腫	立位では下肢に、臥位では腰部・背部に強い。夕方に強い	・労作時や夜間の呼吸困難 ・起座呼吸 ・肝腫大などうっ血性心不全の症状 ・静脈の怒張
	腎性浮腫	急性糸球体腎炎では眼瞼など顔面に強い。ネフローゼ症候群では全身に強い浮腫をきたす	・全身倦怠感 ・食欲不振 ・タンパク尿（糸球体腎炎は中程度、ネフローゼ症候群では高度）
	肝性浮腫	腹水を伴うことが多い	・全身倦怠感 ・やせ ・黄疸などの肝障害の症状 ・脾腫やメズーサの頭などの門脈圧亢進に伴う所見
局所性浮腫	静脈性浮腫	緊満性が強い。痛みを伴う	・静脈の怒張 ・色素沈着 ・潰瘍の形成 ・皮膚炎
	リンパ（性）浮腫	重量感がある。リンパ管炎を起こさなければ痛みはない	・徐々に悪化する ・慢性化すると象皮症をきたす ・リンパ管炎

Q4 血管内圧が上昇すると どうして浮腫が起きるの？

A 心臓が悪い人は、顔や手足に浮腫が出ることがあります。心臓が悪い、つまり心臓の収縮力が弱いと、「心臓→動脈→毛細血管→静脈→心臓」という血液の流れがスムーズにいきません。血液を車に例えるなら、静脈から心臓に入る辺りで車が渋滞している状態です。すると、全身の静脈で血液がうっ滞し、それによって静脈の「血管内圧」が高まります。その結果、間質から血管へ水分を移動させる力が弱まって間質に水分が貯留し、浮腫が起こるのです。うっ血性心不全で起こる浮腫が、これに当たります。腎機能の低下などによって循環血液量が増加する場合も血管内圧の増加が浮腫を引き起こします。

また、静脈の一部にうっ滞や閉塞があるときにも、同じようなメカニズムで浮腫が起こります。このときの浮腫は全身ではなく、静脈のうっ滞や閉塞部位よりも末梢側にみられます。

静脈血の流れは、周囲の筋肉の収縮に依存しているので、筋肉量の少ない高齢者や長期に臥床している患者では静脈血がうっ滞して、静脈側の血管内圧が増加するため、浮腫が起こりやすくなります。

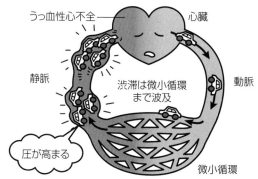

うっ血性心不全 — 心臓

静脈　　　　渋滞は微小循環　　　動脈
　　　　　　まで波及

圧が高まる

微小循環

5

浮腫

49

Q 5 Question
血漿膠質浸透圧低下すると どうして浮腫が起きるの？

A nswer 　組織から血管内に水分を移動させる力である血漿膠質浸透圧は、血漿中のタンパク質（主としてアルブミンというタンパク質）の濃度に左右されます（p.47参照）。タンパク質の摂取量が減少すると、血漿中のアルブミンが減り、間質から血液に水分を移動させる力が弱まり、間質に水分が溜まってしまうのです。

　また、肝硬変のときにみられる浮腫、腹水にも、低タンパク血症による血漿膠質浸透圧の低下が関係しています。肝硬変では、肝細胞が徐々に減少するため、食物中のタンパク質をアルブミンに作り替える肝臓の働きが弱まり、血漿のタンパク質が減って浮腫や腹水が発生します。しかし、低アルブミン血症による血漿膠質浸透圧の低下のみで浮腫が起こるのは、血清アルブミン値が1.5〜2.0g/dL未満とかなり低下した場合とされています。

Q 6 Question
ナトリウムが貯留すると どうして浮腫が起きるの？

A nswer 　血液中のNa^+は、糸球体で濾過され、一部が尿細管で再吸収された後、尿中に出ていきます。

　糸球体濾過に障害（急性糸球体腎炎など）が起きたり、Na^+の再吸収が増加してNa^+が貯留すると、浸透圧を保つために水の貯留が一緒に起こってきます。その結果、循環血液量が増えて血管内圧が上昇し、浮腫が起こります。

Q7 リンパ管障害があると どうして浮腫が起きるの？

A nswer 　乳癌の手術で転移を防ぐために腋の下のリンパ節を摘出すると、摘出した側の腕と手に浮腫が起こることがあります。

　子宮癌で鼡径リンパ節を摘出したときは、摘出した側の下肢に浮腫が起きます。これがリンパ（性）浮腫です。

　間質液の水分の一部はリンパ液としてリンパ管に吸収されています。リンパ節に吸収される水分の量は血管に水分が戻っていく量が少なくなると増加し、リンパ管への吸収は浮腫が起こるのを防ぐ働きがあります。したがって、リンパの流れがうっ滞する

COLUMN

センチネルリンパ節ナビゲーションサージェリー

　がんのリンパ液がいちばん最初に流入するリンパ節を、センチネルリンパ節といい、がんがリンパ行性転移を起こすときには、まずセンチネルリンパ節に転移します。センチネルとは「見張り」という意味です。

　リンパ浮腫が発生する原因の1つが、がんの摘出手術に伴うリンパ節の郭清（摘出）です。手術中にがんのまわりに色素や放射性同位元素を注入することによってセンチネルリンパ節を見つけ出し、これにがんが転移しているかどうかを手術中に診断（摘出した組織を凍らせて標本をつくり、病理医が転移の有無を顕微鏡で診断する）し、リンパ節の摘出の範囲を決めるという方法をセンチネルリンパ節ナビゲーションサージェリーといいます。この方法によって郭清の必要のないリンパ節を摘出しなくてもよくなりました。

とリンパ管への水分の吸収が減少して次第に間質に水分が溜まり、浮腫が発生するのです。リンパ管に吸収される水分の量はそれほど多くないため、リンパ節を摘出してからリンパ（性）浮腫が発生するまでには通常数か月～数年かかります。また進行すると、皮膚が線維化して硬くなるため予防が重要です。

Q.8 観察のポイントは？

Answer 浮腫の原因を把握し、それに応じた対応を行うことが大切です。

まず、浮腫が全身に生じているのか、身体の一部なのか、身体の一部である場合は腹種の出ている部位を観察します。全身性の浮腫では胸水や腹水の貯留を伴っている場合があります。一般に心原性浮腫は、下肢に強く出ます。腎性浮腫のうち、急性糸球体腎炎では、顔に強く出ます。ネフローゼ症候群では、全身に強い浮腫をきたします。どの部位にどの程度の浮腫があるかを把握しましょう。

浮腫の程度を評価するときに下腿の脛骨や足の甲の表面を強く数秒間押してできる皮膚のへこみ（圧痕）の陥凹をみる方法がよく用いられます。

また、圧痕の回復のスピードや、いつから浮腫が起こっているのか、つまり急性の浮腫なのか、慢性的な浮腫なのかを把握しましょう。

心原性浮腫や肝性浮腫は、浮腫が出る前に原因になる疾患で治療を始めているケースがほとんどで、浮腫の発生を予測してかかわります。子どもに多い急性糸球体腎炎の際に起こる腎性浮腫の場合のように、浮腫を訴えて病院に来るケースもあります。急性糸球体腎炎では数週間前に扁桃炎を起こしている可能性が高い

ので、「のどが腫れて熱が出ませんでしたか」と質問し、浮腫の原因となるような出来事がなかった、尋ねましょう。高血圧の患者が服用しているCa拮抗薬、糖尿病による自律神経障害も浮腫の原因になります。

　また、浮腫があると、尿量が減少したり体重が増加したりするので、尿量や体重の変化なども尋ねます。

　実際の浮腫、とくに慢性的な浮腫では複数の原因が浮腫の発生にかかわっています。

Q9 浮腫を緩和するためには？

A まずは楽な姿勢をとってもらいます。
　　　急性糸球体腎炎の場合は、安静を保ちます。心原性の場合は脚を少し持ち上げると血流の戻りがよくなり、浮腫が軽減します。ただし、心臓への負担が増さないように注意が必要です。

　浮腫のある部位の皮膚は機械的な刺激に対して弱くなっているため、衣服の紐、袖口など、圧迫するものがあれば、緩めます。血行も悪く冷感を生じやすいので、室温や寝具などを調節して保温しましょう。皮膚を清潔に保ち、リンパ（性）浮腫であれば圧迫やマッサージも有効です。既往歴からリンパ（性）浮腫の発生が予測される場合は、患者さんにも圧迫やマッサージを行ってもらい、予防することも重要です。

　このほか、浮腫の原因によっては水分制限、塩分制限などの食事の管理、利尿薬を中心とする服薬の管理なども必要になります。なお、浮腫の原因や強さによって処方される利尿薬の種類が違ってきます。どの利尿薬を服用しているか把握したうえで、服薬管理をしていくことが求められます。

6 腹水

▶「おなかが張っています」
▶「急に体重が増えました」

Q1 Question 腹水って何ですか？

Answer 腹腔内には、腹腔内臓器の動きをスムーズにするために常に20〜50mLの水分が貯留しています。それ以上の液体が溜まった状態を、腹水とよびます。

Q2 Question 腹腔内の水の量は どうやって調節されているの？

Answer 間質液（→p.45参照）と同じように、腹腔内の水分も絶えず循環しています。腹腔の内面は腹膜でおおわれていますが、この腹膜の毛細血管をとおして水分が腹腔内に浸み出しています。腹腔内に滲み出した水分は、一方で横隔膜や大網のリンパ管、腸管に分布する静脈を介して門脈に吸収されており、腹腔内の水分は一定量に保たれています。門脈は、脾静脈、上腸間膜静脈、下腸間膜静脈が脾臓の背側で合流してできる静脈で、消化管で吸収された栄養分を肝臓に運ぶ血管です。

腹腔内への水分の滲み出しから吸収の過程に何らかの障害があると、両者のバランスが崩れて腹腔内に水分が溜まり、腹水が貯留します。

●関連する症状

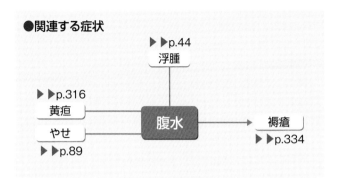

▶▶p.44
浮腫

▶▶p.316
黄疸

やせ
▶▶p.89

腹水

褥瘡
▶▶p.334

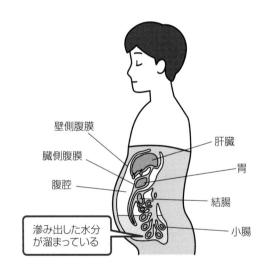

壁側腹膜

臓側腹膜

腹腔

肝臓

胃

結腸

小腸

滲み出した水分
が溜まっている

Q3 Question 腹水が溜まる原因は？

A Answer 　　腹水は腹腔の水分代謝の異常であり、その原因
は浮腫とある程度共通しているので、全身性浮腫

の症状として腹水が起こってくることがあります。腹水については主に以下の4つが原因となります。

① 門脈圧が高くなるため、水分の吸収が妨げられる。また、門脈に注ぐ静脈の圧が亢進して水分の滲み出しが起こる。

② 血漿タンパク質の減少によって血漿膠質浸透圧が低下する

③ 腹部のリンパの量が増え、リンパ管への吸収が妨げられる。また、リンパが腹腔に滲み出す。

④ 腹膜に炎症が起き、血管の透過性が亢進する（血管から水分が滲み出しやすくなる）。

　これらが腹水を起こすメカニズムは、浮腫（→p.44）を参照してください。浮腫と同様に腹水の貯留にも複数のメカニズムが関係します。

Q4 腹水の見られる代表的な疾患と、そのメカニズムは？

Answer　腹水をきたす代表的な疾患は、肝硬変です。肝硬変では、門脈から肝静脈という通常の血行が障害されるため、門脈血のうっ滞が起こって門脈圧が亢進します。肝臓内の血流の障害は、肝臓内の静脈のうっ滞を起こし、その結果、肝臓内のリンパが増加するため、リンパ管への吸収が妨げられたり、過剰になったリンパが腹腔内に滲み出します。また、肝細胞の減少によって血漿タンパクの合成が低下した結果、血漿膠質浸透圧の低下も起こります。つまり肝硬変では、Q3の①、②、③のメカニズムがかかわっています。

　また、腹水の貯留による循環血液量の減少は、レニン-アンジオテンシン系（→p.110参照）を作動させます。その結果、さらに腹水の貯留が助長されるという悪循環をまねきます。

このように肝硬変では、腹水の貯留に傾く要因がいくつも存在しています。そのため、数千ミリリットルもの非常に大量の腹水が貯留し、いわゆる「かえる腹」という状態になります。

Q 5 Question
腹膜の炎症で腹水が溜まるメカニズムは？

A Answer　腹膜に炎症があると、炎症にかかわる物質（フィブリンやグロブリン、補体）や細胞（白血球）を炎症部位に運ぶために血管の隙間が広がり、これらが血管を通りやすい状態になります。これを「血管透過性の亢進」といいます。血管透過性が亢進すると、水分だけでなく、血漿タンパクも血管から漏れ、腹腔に滲み出します。血漿タンパクが腹腔に滲み出すと、血漿膠質浸透圧が低下し、これがさらに腹水を貯留させます。

　腹膜が炎症を起こす原因としては、虫垂炎の波及や、胃癌や膵臓癌などが腹膜まで達して腹腔内で癌細胞が増殖し、癌性腹膜炎を起こした場合などがあります。

6
腹
水

COLUMN

滲出液と漏出液

　腹水や浮腫で貯留する液体は、その成分によって滲出液と漏出液に分けられます。滲出液は、炎症の部位に抗体や炎症細胞を運ぶため、身体が自ら血管からの滲み出しやすさを増加させた結果、貯留するもので、グロブリンやフィブリンのように分子量の大きなタンパク質や細胞成分をたくさん含んでいます。

　漏出液は、血管内圧の増加や血漿膠質浸透圧の低下など、水分の移動にかかわる力の変化が組織への水分の貯留に傾くことで、受動的に貯留してきます。したがって漏出液のタンパク質含有量は少なく、細胞もほとんどみられません。

Answer　腹水は、おなかが張った感じ（腹部膨満感）や体重の増加など、自覚症状で気づくケースが多いようです。横隔膜が圧迫され、息苦しさを覚えることもあります。腹水が1000mLを超えると、外から見てもわかるようになります。

　腹水があると皮膚がきつく引き伸ばされたようになり、お臍が突出してきます。また、門脈圧の亢進があるとお臍まわりの静脈が怒張し、血管が浮き出る、いわゆる「メズーサの頭」が現れます。

　聴打診も腹水のアセスメントに役立ちます。腹水が貯留している部分は濁った音（濁音）、貯留していない部分は太鼓のような乾いた音がするので、音の変化によってどのくらい水分が溜まっているかを、ある程度知ることができます。

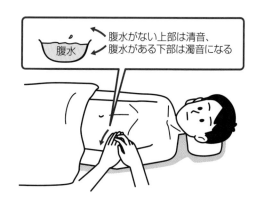

腹水がない上部は清音、
腹水がある下部は濁音になる

腹水

$\mathbf{Q}_{\text{uestion}}$ **7** 腹水のケアは？

$\mathbf{A}_{\text{nswer}}$ 楽な体位を工夫し、腹水による腹部膨満感や息苦しさなどの苦痛を軽減します。また、腹水を起こしている原因に応じた食事療法を実施します。低タンパク血症があるときは高タンパク食にしたり、腎臓に原因がある場合には

用 語 解 説

腹腔穿刺

　腹腔穿刺は、貯留した腹水を除くだけでなく、腹腔内臓器の病変の診断を目的としても実施されます。抜いた液に血液が混じっていれば腹部臓器の外傷が、がん細胞が認められればがん性腹膜炎を起こしていることが推測できます。検査は、腹腔内臓器や血管を傷つける危険の少ない部位を選んで針を刺します。通常は臍と左上前腸骨棘を結ぶMonro-Richter線の外側1／3またはその反対側から穿刺します。エコー画像を見ながら安全に穿刺できる部位であることを確認します。

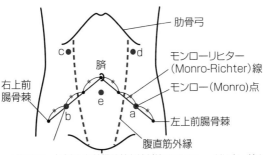

a：モンロー点〔臍と左前腸骨棘を結ぶ線（モンロー・リヒター線）の外側1／3の点〕
b：マックバーニー点：モンロー点の反対側
c・d：左右の肋骨弓下
e：臍から2.5〜5cm下
a,bは、最も血管損傷が少なく、穿刺しやすい
c,dは、超音波で確認してから穿刺する

ナトリウムや水分が貯留しないように水分や食塩を制限します。

　薬物療法としては、尿の排泄によって循環血液量を減らし、血管内圧が下がることを狙って利尿薬が使用されます。

　薬物療法が効果を示さないときは、腹水の直接穿刺による排液（腹腔穿刺）を行います。ただし、急激に腹水を抜くと、電解質やタンパク質を失ってショックをまねきやすいため、1回1000 mL以下に留めます。

　また、皮膚がパンパンに張っていると、細胞と細胞の間が広がって傷つきやすくなります。腹部皮膚への刺激を避けて、皮膚を清潔に保つようにしましょう。

7 出血・出血傾向

▶「知らないうちに青あざができています」
▶「血が出ました」 ▶「血が止まりにくいです」

Q1 **出血って何ですか？**
Question

A nswer 赤血球を含む血液の全成分が血管の外に出てくる状態を、出血といいます。

出血には、2つのタイプがあります。1つは、血管が切れて起こる破綻性出血です。包丁で指を切るなど、外傷によって血管が損傷したときや、動脈瘤の破裂による出血などがあげられます。もう1つのタイプは、血管が破れていなくても毛細血管のすき間から赤血球が漏れ出す、漏出性出血です。たとえば、肺うっ血では、毛細血管の圧が高くなるため、血液（赤血球）が血液中の水分とともに血管内皮細胞の間を通って肺胞に滲み出してきます。

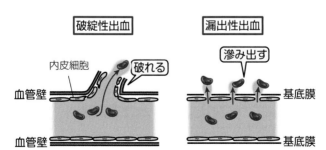

●関連する症状

```
  貧血 ─────── 出血・出血傾向 ─────── ショック
▶▶p.70                                ▶▶p.6

                   │
                吐血・下血
                 ▶▶p.217
```

Q 2 出血傾向って何ですか？

Answer 　出血傾向とは、出血しやすい、あるいは出血すると血が止まりにくい状態をいいます。

Q 3 どんなときに出血傾向になるの？

Answer 　何らかの原因で血管が傷ついて出血が起こっても、普通は短時間で止まります。それは血管が傷つくと血小板、凝固系が働き、止血が起こるからです。

この2つのいずれかに異常が起きたり、血管が傷つきやすくなったりすると、容易に出血したり、出血が長引いたりします。

Q 4 一次止血のメカニズムは？

Answer 　出血傾向を理解するためには、止血の仕組みを理解しておくことが大切です。

血管が傷ついて内皮細胞が傷つき、基底膜のコラーゲンが露出

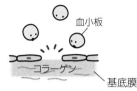

①コラーゲンが露出

血小板

コラーゲン

基底膜

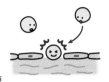

②血小板が粘着

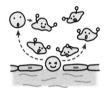

③周囲の血小板が活性化

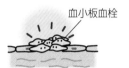

④凝集塊の形成

血小板血栓

すると、ここにまず血小板が粘着します。粘着した血小板からは、周囲の血小板を出血部位に集める物質が放出され、血小板の塊（血小板血栓）をつくり、血管の穴をふさいで止血します。これらを一次止血といいます。

Q.5 二次止血のメカニズムは？

Answer 　一次止血の後、カスケード反応といわれる血液凝固反応が起きて二次止血が始まります。カスケード反応とは、滝（カスケード）が流れるように、凝固因子が次々に活性化していく様をいいます。

血液中にはいろいろな凝固因子がありますが、まず、第XII因子が基底膜のコラーゲンなどの異物面に接触することによって活性化し、内因系凝固が始動します。

活性型第XII因子は第XI因子を活性化させ、活性型第XI因子は次に第IX因子を活性化させるというように、次々に凝固因子の活性化が起こります。

　血管が傷つく場合は、血漿がその周囲の組織にも漏れ出していき、組織液と接触します。組織液に含まれる組織因子が第VII因子と反応すると、外因系凝固が活性化されます。

　これらの凝固反応により、最終的にプロトロンビンからトロンビンが形成されます。トロンビンは、フィブリノーゲン（血漿中にある可溶性のタンパク質）をフィブリン（線維状のタンパク質）に変化させます。網の目のようになったフィブリンには、血小板や赤血球が引っかかり、止血血栓をつくって血管の破れ目を塞ぎ、二次止血が完了します。

　このように、出血が止まるためには、凝固系がきちんと働くことが重要な鍵を握っています。

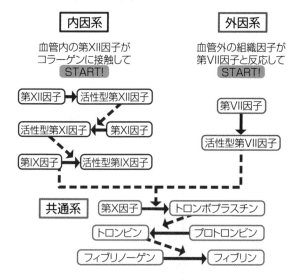

Q6 止血しにくくなるのはどんなとき？

Answer　血小板や凝固因子の数が減少する、もしくはそれらの機能に異常をきたす、血管が傷つきやすくなる（もろくなる）、凝固した血液を溶かすしくみである線維素溶解系（線溶系）が活性化しているといったことが考えられます。

Q7 血小板数が減少したり、機能異常になったりする原因は？

Answer　血小板は、骨髄で造血幹細胞からつくられます。骨髄に異常があると、血小板産生が低下し、その結果、血小板数が減少します。代表的な疾患は、急性白血病や再生不良性貧血です。抗がん剤による骨髄抑制が原因になることもあります。

また、血小板の破壊や消費が亢進することによっても、血小板数は減少します。特発性血小板減少性紫斑病（ITP）はその代表例です。紫斑病とは、出血傾向によって皮下にできる出血斑を主な症状とする病気の総称です。ITPでは、血小板に対する自己抗体が産生されることによって異物とみなされた血小板が破壊され、血小板が減少すると考えられています。肝硬変による門脈圧の亢進で脾臓に血液がうっ滞すると、血小板の破壊が進み、血小板が減少することがあります。

播種性血管内凝固症候群（DIC）（→p.13参照）も、凝固因子の減少による重症の出血傾向をまねきます。DICは、がんや白血病、重症感染症などを基礎疾患として発症します。これらの疾患では、凝固亢進によって全身の微小循環系（細動脈－毛細血管－細静脈）に多数の小さな血栓が形成されます。その結果、凝固因

子が足りなくなり、また血栓を溶解しようと線溶系が活性化するため、出血しやすくなります。

Q8 Question 凝固因子の異常って何ですか？

A Answer 　先天的なものとして、血友病があります。血友病Aは第Ⅷ因子、血友病Bは第Ⅸ因子が生まれつき欠乏する、伴性潜性遺伝病です。原因となる遺伝子はX染色体にあり、女性では２つの染色体の両方が原因遺伝子をもっていないと発症しません。しかし、母親から原因遺伝子を受け継いだ男児の場合は、X染色体が１本だけなので、血友病を発症してしまいます。そのため患者はほとんど男性で、関節内出血や筋肉内出血がみられるのが特徴です。

　後天的なものとしては、肝疾患による凝固因子の産生低下があります。フィブリノーゲンをはじめとする凝固因子の大部分は、肝臓でつくられるため肝硬変や劇症肝炎などで肝機能が低下すると、凝固因子が減少し、出血傾向をきたします。

COLUMN
線溶系（線維素溶解系）

　出血を止めるためには止血血栓が必要です。しかし、そのまま止血血栓が大きくなると、血管を塞いでしまうかもしれません。そこで、我々の身体には、ちゃんと止血血栓を溶解する仕組みが存在しています。

　これが線維素溶解系（線溶系）です。血液中のプラスミノーゲンが、血管内皮細胞が作るプラスミノーゲンアクティベータの働きでプラスミンに変化すると、これがフィブリンを分解し、血中にフィブリン分解産物（FDP）が増加します。

また、凝固因子の１つであるプロトロンビンの合成には、ビタミンＫが必要です。何らかの原因でビタミンＫが欠乏しても、出血傾向になることがあります。

Q9 血管がもろくなる疾患にはどんなものがあるの？

Answer 　ビタミンＣの不足で起こる壊血病（かいけつ）があげられます。ビタミンＣが不足すると、血管の基底膜のコラーゲンの生成と保持ができなくなり、血管が弱くなります。

　毒素によって血管内皮細胞が傷害された場合も、出血傾向が起こります。Ｏ157として知られる腸管出血性大腸菌（EHEC＝イーヘック）による溶血性尿毒症症候群では、細菌の毒素で腎臓の糸球体毛細血管の内皮細胞が傷害されます。すると、その部位に血小板血栓が形成され、血小板の減少と溶血を起こします。進行すると腎不全をきたす、重篤な状態です。

COLUMN

納豆とワルファリン

　心臓弁膜症などで弁置換術を受けた患者は血栓ができやすくなるため、血栓の形成を予防するため、血栓の形成を抑える薬をずっと服用する必要があります。これがワルファリンです。

　ワルファリンは、ビタミンＫと競合する薬物です。ビタミンＫは、肝臓でプロトロンビンなどの凝固因子が合成されるときに必要になります。ワルファリンは、ビタミンＫの働きを抑えて凝固因子の生成を阻害することにより、抗凝固作用を示します。

　納豆などのビタミンＫを含む食品は、ワルファリンの働きを弱くするためワルファリン服用中は摂取を控えます。

7

出血・出血傾向

Q10 出血や出血傾向はどうやって アセスメントするの?

Answer 出血が起きているときは、局所の出血なのか、それとも背景に出血傾向があるかを見極めることが大切です。

外傷による破綻性出血のときは、出血の部位、量、状態(「じわじわ」なのか「いきなり大量に」なのかなど)をみます。

背景に出血傾向がある場合は、ほかの部位の皮膚や粘膜に出血斑がないか、皮下に血腫が形成されていないかを観察します。

また、現病歴や既往歴、家族歴を聞き、血友病などの先天性疾患や、血小板や凝固因子の減少や機能異常につながる疾患の有無についても確認します。

出血傾向が疑われる場合は、その原因を鑑別するための検査が重要になります。血小板の数や、出血から血が止まるまでの時間(出血時間)、プロトロンビン時間(PT)や活性化部分トロンボプラスチン時間(APTT)などの凝固時間を測定し、凝固系のどこに異常があるのかを判断して治療につなげます。また、線溶系が活性化していないかをみるためにはD-ダイマーなどのフィブリン分解産物(FDP)の値を参考にします。

Q11 出血や出血傾向のケアは?

Answer 出血のケアの基本は出血部位を特定し、止血を行うことです。出血部位が太い血管であれば、その中枢側(心臓に近い側)を強く圧迫します。ただし、長時間の圧迫は虚血をまねくので、必要以上に圧迫し続けないように注意しましょう。吐血は十二指腸より上部の消化管の出血、下血は消

化管からの出血、喀血は気道からの出血を考えます。

　出血傾向が疑われる場合は、その原因を特定し、原因疾患に応じた治療を行います。ITPのように自己免疫が関与している場合には、免疫反応を抑える目的でステロイドが投与されることがあるので、副作用に注意します。

　ケアとしては、出血による不安や恐怖などの精神的緊張を和らげることが大切です。また、出血傾向がある場合は出血をまねくおそれのある行動をしないようにアドバイスします。転ばないように歩きやすい靴を履く、毛先のやわらかい歯ブラシを選ぶ、身体を圧迫する服を着ない、便通を整えるなど、患者によるセルフケアを支援しましょう。

用語解説

プロトロンビン時間、活性化部分トロンボプラスチン時間 ·········

　血液凝固のどの段階に異常があるかをみるために行う検査で、プロトロンビン時間（PT）は外因性凝固、活性化部分トロンボプラスチン時間（APTT）は内因性凝固の検査です。 PTでは、被験血漿に外因性組織トロンボプラスチンと塩化カルシウムを加え、血液が凝固するまでの時間を測定します。正常値は14±1秒で、組織液中の第Ⅶ因子、第Ⅴ因子、第Ⅹ因子が減少すると延長します。また、検査に用いる組織トロンボプラスチンは製造業者やロットによって異なるので、PTから国際標準比INRを求めます。INRの値は1.0〜1.4の間が正常です。

　APTTは、被験血漿に、十分量のリン脂質（血小板第Ⅲ因子の働きをする）、異物面との接触によって活性化する第ⅩⅡ因子、第ⅩⅡ因子によって活性化する第ⅩⅠ因子、塩化カルシウムを加え、凝固までの時間を測定します。基準値は40〜50秒です。

8 貧血

▶「くらくらします」 ▶「息切れがするようになりました」
▶「疲れやすくなりました」 ▶「手足が冷えます」

Q1 貧血って何ですか？

Answer 酸素は生命を維持するためになくてはならないもの。この酸素を全身に運ぶ役割を担っているのが、赤血球とその中に含まれるヘモグロビンです。ヘモグロビンはグロビンというタンパク質とヘムからなり、酸素はヘムの部分に結合して運ばれます。貧血とは血液中の赤血球の数や、ヘモグロビンの量が減少した状態をいいます。

Q2 朝礼のときなどに倒れるのは、貧血ではないの？

Answer 長時間立っていたときなどにめまいや立ちくらみを起こすのは、脳への血液の供給が一時的に不足するために起こる一過性の脳虚血で、貧血とは異なります。

Q3 正常時の赤血球やヘモグロビンの量はどのくらい？

Answer 男性と女性では基準値が異なり、赤血球数は成人男性でおよそ430万〜570万/μL、成人女性でおよ

●関連する症状

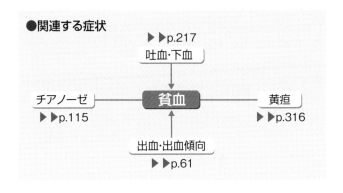

そ380万〜500万/μL。ヘモグロビン量は、男性がおよそ13〜17g/dL、女性が11〜15g/dL（妊娠中は10〜12g/dL）です。

Q4　貧血はどうして起こるの？

Answer　赤血球やヘモグロビンの減少の原因は、赤血球をつくる過程に問題がある場合と、赤血球が生理的なレベルを超えて破壊されたり失われたりする場合の2つに分けられます。

Q5　赤血球をつくる過程の問題って何ですか？

Answer　赤血球は、骨髄で造血幹細胞からつくられ、約120日の寿命を迎えると脾臓で壊されます。通常はつくる量と壊れる量のバランスがとれており、赤血球数は一定に保たれています。ところが、造血幹細胞や骨髄に異常があったり、赤血球の材料が不足したりすると、赤血球の産生が障害され

8

貧
血

71

ます。このタイプの貧血には、鉄欠乏性貧血、再生不良性貧血、悪性貧血、白血病で起こる貧血などがあります。

Q6 鉄欠乏性貧血ってどんな疾患？

Answer 貧血のなかでいちばん多いのが、鉄欠乏性貧血です。男女比は1：5～6で、女性に多い貧血です。

健康な身体の中には総量5000mgほどの鉄があります。その半分は赤血球中のヘモグロビンに含まれ、残りは肝臓や脾臓、骨髄に貯えられています。赤血球をつくる力は正常でも、ヘモグロビンの材料である鉄が不足すると、赤血球あたりのヘモグロビン量は減少し、その結果組織に十分に酸素を運ぶことができなくなります。鉄欠乏性貧血とは、このように鉄の欠乏が原因で起こる貧血をいいます。

Q7 鉄欠乏性貧血の原因は？

Answer 1つは、偏食や吸収機能の低下による鉄分の摂取不足です。女性では、月経、妊娠、出産などによる鉄需要や鉄排泄の増加も、原因としてあげられます。また、発育・成長時期の鉄需要の増加や、胃潰瘍、子宮筋腫、子宮内膜症、悪性腫瘍などからの慢性的な出血による赤血球の喪失も原因になります。

Q8 再生不良性貧血ってどんな疾患？

Answer 赤血球のもとになる造血幹細胞に原因があり、赤血球を産生する力が低下して起こる貧血です。

造血幹細胞からは白血球や血小板も産生されるため、これらも減少し、感染や出血も起こりやすくなります。

Q9 Question 悪性貧血ってどんな疾患？

Answer 骨髄で赤血球をつくるために必要な、ビタミンB₁₂が不足して起きる貧血をいいます。ビタミンB₁₂が吸収されるためには、胃から分泌される内因子が必要です。胃の切除や胃炎、自己免疫などで胃の中にある内因子をつくる細胞が破壊されたときにも、ビタミンB₁₂が欠乏し、赤血球の産生が障害されます。

COLUMN

骨髄

骨髄とは、長幹骨（大腿骨や上腕骨のような長い骨）の骨幹部の内腔や、海綿骨の骨梁の間（髄腔）に存在するやわらかい組織をいいます。細網組織とよばれる結合組織の一種が存在し、そのなかにさまざまな分化・成熟段階にある血球を含んでいます。ヒトの場合、骨盤に最も多く、次いで脊椎骨や頭蓋・顔面骨、肋骨、胸骨に存在しています。

骨髄は、さかんに造血を行っているために赤く見える赤色髄と、造血が低下して脂肪組織が増加したために黄色っぽく見える黄色髄に分けることができます。黄色髄の割合は加齢と伴に増加しますが、造血が必要になると赤色髄に変化します。

再生不良性貧血では、造血全体が障害されるために骨髄にほとんど造血細胞が存在しない、汎骨髄癆という状態になります。治療をしていない白血病では、増殖した白血病細胞が骨髄に充満し、細胞髄とよばれます。抗がん剤で白血病細胞が死んでしまうと、再生不良性貧血のようにほとんど造血細胞が見られない状態になります。

かつては原因がわからず、治療が難しかったことから「悪性貧血」と名づけられました。今では、ビタミンB_{12}を補充すれば、治療可能な貧血です。

　また、ビタミンB_{12}と同様に、赤血球の産生に必要な葉酸（ようさん）が欠乏した場合にも、同じタイプの貧血が起こります。

Q 10 どうして白血病では貧血が起こるの？

A 白血病は、白血球をつくる過程にある造血細胞から発生するがんです。増殖したがん細胞が骨髄を占領してしまうため、赤血球をつくる場所がなくなって貧血が起こります。

　また、白血病の治療に用いられる抗がん剤は造血を抑制するため、さらに貧血が助長されます。

Q 11 どんなときに赤血球の破壊が亢進するの？

A 寿命がきた赤血球は、脾臓でマクロファージという食細胞によって破壊されます。通常、赤血球は真ん中がへこんだ円盤のような形をしています。ところが、さまざまな原因によって球形や三日月状に変形することがあります。このような赤血球は、寿命がこなくてもマクロファージが「異物だ」と認識し、破壊してしまいます。また、抗体が結合した赤血球も、同様に異物とみなされて破壊されてしまいます。

　このように赤血球の破壊が亢進し、産生が間に合わないと貧血が生じます。このような貧血を、溶血性貧血といいます。

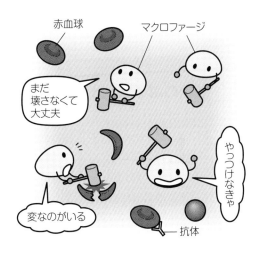

赤血球　マクロファージ

まだ
壊さなくて
大丈夫

やっつけなきゃ

変なのがいる

抗体

Q 12 溶血性貧血ってどんな疾患？

A nswer 　　　　　　　赤血球が壊れることを溶血といいます。溶血が
亢進して赤血球の寿命が短くなり、産生が追いつ
かなくなった結果生じるのが、溶血性貧血です。

溶血性貧血には、自分の赤血球に対する抗体が産生されてしま
う自己免疫性溶血性貧血、生まれつきヘモグロビンに異常がある
ために赤血球の形の異常をきたす鎌状赤血球症、サラセミアなど
が含まれます。

溶血性貧血になると、貧血の症状以外に黄疸がみられます。こ
れは、破壊された赤血球からヘモグロビンが放出されるために起
きる症状です。ヘモグロビンのヘムの部分から鉄が取れて間接型
ビリルビンとして肝臓に運ばれ、そこでさらに代謝を受けた後、
直接型ビリルビンとして胆汁中に排泄されます（→p.317参照）。
溶血の亢進によってビリルビンの産生が増加すると、肝臓の処理

75

能力が追いつかなくなり、血液中のビリルビンが増加して黄疸を きたします。溶血の場である脾臓は腫大します。

Q13 観察のポイントは？

Answer 貧血の症状には、すべての貧血に共通する症状と、貧血のタイプによって特徴的な症状があります。

すべてに共通する症状は、次のようなものです。

貧血になると、身体は酸素不足に陥り、活動に必要なエネルギーを十分に供給できなくなります。脳の酸素不足では、頭痛やめまい、立ちくらみが起きます。顔色や眼瞼結膜（まぶたの裏）の色が蒼白になるのは、血液中の赤血球、ヘモグロビン量の減少によるものです。動悸や息切れは、心拍数や呼吸数を増やすことによって酸素不足を補おうとする反応です。また、エネルギーが不足するので、疲れやすくなります。これらは貧血に共通する症状で

表 貧血で起こる症状

出現する部位	症状（→は考えられる原因）
頭部	頭痛、めまい
結膜	蒼白になる
皮膚	黄疸→溶血性貧血 点状出血、出血斑→再生不良性貧血
口腔	歯肉出血→再生不良性貧血 舌炎、口角炎→鉄欠乏性貧血
咽頭	嚥下障害→重篤な鉄欠乏性貧血
爪	匙状爪→鉄欠乏性貧血
脾臓	腫大→溶血性貧血
四肢	しびれ、歩行障害→悪性貧血
呼吸器	息切れ、体動時の呼吸困難
循環器	動悸

すが、ある程度重症にならないと観察されないこともあります。

　次に、貧血のタイプごとの特徴は、以下のとおりです。

　鉄欠乏性貧血では、舌炎や口角炎、嚥下障害、爪の変化（下図参照）などがみられます。これは、鉄が欠乏するような状況では、ビタミンや他の無機質も欠乏しているために起こると考えられています。

　また、再生不良性貧血や白血病による貧血では、白血球と血小板の減少に伴う、発熱（→p.25参照）や出血傾向（→p.61参照）などの症状がみられます。溶血性貧血では、黄疸がみられます。悪性貧血では、知覚異常や腱反射の減弱といった中枢神経症状が観察されます。

　これらの症状を、貧血の原因を推測するうえでの参考として覚えておきましょう。

　貧血の原因を区別するには、MCV、MCH、MCHCといった赤血球恒数や、血液塗抹標本での赤血球の形態や染まり方、網状赤血球数が参考になります。

鉄欠乏性貧血での爪変化

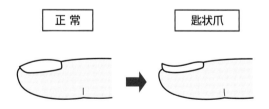

正　常		匙状爪

用語解説

赤血球恒数..

　赤血球恒数とは、以下の3つを指します。

・MCV：Mean cell volume（平均赤血球容量）

　赤血球1個の大きさを表すもので、基準値（86〜98fL）内なら正球性、これより大きければ大球性、小さければ小球性といいます。

$$\frac{\text{ヘマトクリット値（\%）}}{\text{赤血球数（} \times 10^4 / \mu L\text{）}} \times 1000 \text{（fL）}$$

・MCH：Mean cell hemoglobin（平均赤血球ヘモグロビン量）

　赤血球1個当たりのヘモグロビン量を表すもので、基準値は27〜35pg。

$$\frac{\text{ヘモグロビン量（g/dL）}}{\text{赤血球数（} \times 10^4 / \mu L\text{）}} \times 1000 \text{（pg）}$$

・MCHC：Mean cell hemoglobin concentration（平均赤血球ヘモグロビン濃度）

　赤血球の一定体積当たりのヘモグロビン量を濃度として表したもので、基準値内（31〜35%）なら正色素性、これより小さければ低色素性といいます。

$$\frac{\text{ヘモグロビン量（g/dL）}}{\text{ヘマトクリット値（\%）}} \times 100 \text{（\%）}$$

　鉄欠乏性貧血では小球性低色素性、溶血性貧血や再生不良性貧血では正球性正色素性、悪性貧血では大球性正色素性になります。

Q14 ケアのポイントは？

Answer　貧血の大多数を占める鉄欠乏性貧血について
は、鉄剤の服用や鉄分の多い食品を積極的にとる
などの食事指導が中心になります。もちろん鉄だけでなく、バラ
ンスのとれた食事をとることも重要です。

　なお、鉄剤は消化器系の副作用を起こすので、便秘や下痢、吐
き気などの症状に注意しましょう。また、鉄剤はお茶と一緒に飲
むとお茶の成分と結合して吸収されにくくなるため、お茶で服用
してはいけません。

　動悸や息切れ、だるさがあるときは、無理をせずに休息をとり
ます。貧血があると手足が冷えるので、保温も大切です。めまい

用語解説

網状赤血球 ....

　赤血球には核がありませんが、その前の段階である赤芽球は
核をもっています。赤芽球の核がなくなることを脱核といいま
す。脱核したばかりの若い赤血球は、核があったときのなごり
として、細胞質内にリボゾームの凝集物をもっています。特殊
な染色をすると、これが網状の構造として観察されるため、網
状赤血球とよばれています。

　網状赤血球の増加は、骨髄で赤血球の造血がさかんに行われ、
まだ若い赤血球が血液中に出ていることを意味します。溶血性
貧血では、網状赤血球数の増加がみられます。溶血性貧血では
赤血球の寿命が短縮しますが、赤血球を産生する機能には異常
がないので、失われた赤血球を補おうとして赤血球の産生が亢
進するためです。

や立ちくらみがあるときは、転倒防止に配慮し、急に立ち上がらないようにアドバイスします。

　自己免疫性溶血性貧血では、長期にわたってステロイド製剤が投与されるので、副作用の発現を最小限にするように努めましょう。

9 全身倦怠感

▶「だるいです」 ▶「すぐに疲れます」
▶「やる気が出ません」

Q1 全身倦怠感って何ですか？

Answer 全身倦怠感とは、「だるい」「疲れやすい」「やる気が出ない」といった訴えの総称です。

「出血している」とか、「浮腫が出ている」というように、第三者からみてわかるものではないのでつい軽視しがちですが、その背景には重篤な疾患が隠れていることがあります。全身倦怠感は、身体に異変が起きていることを知らせるアラームと受け止めましょう。

Q2 単なる疲れやだるさとの違いは？

Answer 普通、疲れやだるさは休息を十分取れば回復します。それに対し、激しい運動や仕事をしたわけでもなく、休息も十分とっているのに、だるさや疲れが続くときは、病的と考えなければなりません。

Q3 全身倦怠感はどうして起こるの？

Answer 「だるい」と感じる病態のメカニズムは、まだ十分に解明されていません。

私たちの身体は、生命活動のためにエネルギーを必要として絶

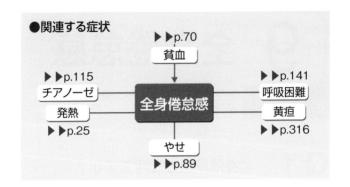

●関連する症状

▶▶p.70
貧血

▶▶p.115
チアノーゼ

全身倦怠感

▶▶p.141
呼吸困難

発熱
▶▶p.25

黄疸
▶▶p.316

やせ
▶▶p.89

えず物質代謝を行っています。物質代謝に必要なエネルギーが不足すると、だるくなったり、疲れやすくなったりします。また、身体のなかに有害な老廃物が溜まったときにも、全身倦怠感が生じます。

　このように、エネルギーの供給に不可欠な酸素や栄養が不足したり、老廃物が貯留したりするような疾患があると、全身倦怠感が起きると推測されます。

Q4 Question　背後にはどんな疾患があるの？

A nswer　　背後に隠されている疾患としては、心疾患や呼吸器疾患、貧血（→p.70参照）、栄養不足や代謝疾患、肝疾患や腎疾患、慢性の感染症、悪性腫瘍、内分泌疾患、うつ病などの精神疾患など、さまざまなケースが考えられます。

Q5
呼吸器疾患、心疾患や貧血で どうして全身倦怠感が起こるの？

Answer　呼吸器疾患、心疾患、貧血に共通するのは細胞のエネルギーの産生に必要な酸素が不足することです。酸素は呼吸によって肺で赤血球のヘモグロビンと結合して血液中に取り込まれ、心臓のポンプ機能によって全身への運ばれます。

たとえば、心不全によって心拍出量が低下すると、酸素が全身に十分に行きわたりません。呼吸器疾患では、血液中に酸素を十分に取り込むことができなくなります。また、貧血になると、酸素を運ぶ能力が低下し、細胞に酸素が届きにくくなります。

その結果、いずれの場合もエネルギー供給が低下し、細胞が機能を十分に果たせなくなって全身倦怠感が生じます。

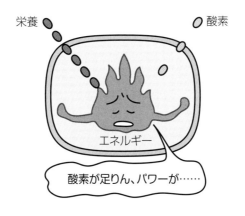

83

Q6 栄養不足で、どうして全身倦怠感が起こるの？

Answer 絶食や飢餓で細胞の活動に必要な栄養素が不足して全身倦怠感が生じます。

また、きちんと食事をしても、消化器に疾患があって栄養の消化吸収が障害されると栄養状態が低下し、同様に全身倦怠感が出現します。栄養の吸収を行う腸管粘膜に潰瘍ができるクローン病などがこれに当たります。

栄養素の他にナトリウムなどの電解質も細胞の活動に必要なので、低ナトリウム血症や高カリウム血症といった電解質異常、下痢や嘔吐による電解質の喪失も全身倦怠感を引き起こします。

Q7 肝・腎疾患と全身倦怠感の関係は？

Answer 腸内細菌が産生するアンモニアなどの有害物質は門脈を介して肝臓に運ばれ、そこで尿素など

栄養 ● ● 酸素

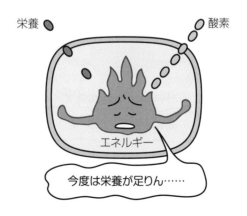

エネルギー

今度は栄養が足りん……

に代謝され無毒化されます。肝臓の機能が低下するとこの解毒力が落ち、有害な物質を無害な物質に代謝する力が弱まり、体内に有害物質が蓄積されます。

　腎臓に障害がある場合も、老廃物を尿中に排出することができなくなり、これらが蓄積されていきます。

　いずれの場合も、体内に有害物が蓄積されることで、全身倦怠感が出現します。

Q8 Question 慢性の感染症と全身倦怠感の関係は？

A Answer 　代表的な疾患が結核です。炎症を起こしている組織の一部が絶えず破壊され、結核菌との戦いや、組織の修復のためにエネルギーを消耗すると、全身倦怠感が出現します。

　また、炎症のときに細胞が分泌するサイトカインというホルモン様物質も、全身倦怠感を起こすといわれ、感染症だけでなく慢性の炎症の全身倦怠感の原因となります。

Q9 Question 悪性腫瘍でも全身倦怠感が起こるの？

A Answer 　がん細胞は、自らが増殖するときに周囲の組織を破壊し、身体の栄養を奪って全身の栄養状態を低下させます。食欲の低下は栄養不足を加速させます。また、もろくなった血管から出血し、貧血を起こしたり、免疫力の低下によって感染症が発生し、それらが全身倦怠感を生じさせると考えられます。

Q10 内分泌疾患と全身倦怠感はどう関係するの？

Answer 　代謝をはじめ、生命活動の調節を行っているのはホルモンです。内分泌臓器に異常があると、ホルモンの分泌が影響を受け、物質代謝が障害されて全身倦怠感を生じます。

Q11 患者が「だるい」と訴えたら？

Answer 　全身倦怠感は自覚症状なので、「気のせいだろう」とか、「愚痴をこぼしている」などと偏見をもたず、共感をもって患者の話に耳を傾けることが大切です。「どこも悪くないですよ」と訴えを否定する態度もいけません。患者と接することが多い看護師の役目は、患者の声に耳を傾け、きちんと観察・判断し、必要があれば治療に結びつけることにありま

す。

　逆に、全身倦怠感があっても我慢して訴えてこない患者もいます。表情や仕種などからそれを見抜くことも大切です。

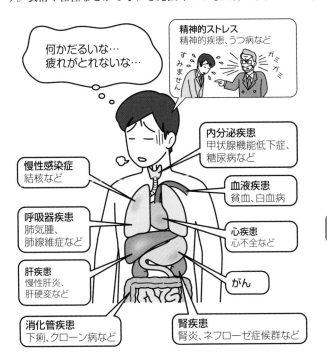

Q.12 観察のポイントは？

Answer　まず、いつから全身倦怠感が続いているのか、どんなときに強いのかを聞きましょう。

　背後に重篤な疾患がある可能性を念頭に置きながら、これまでの病歴を聞くとともに、全身倦怠感の症状に注意します。たとえ

ば、貧血では手足が冷えたり、皮膚が蒼白になるといった症状、慢性感染症では発熱がみられます。全身倦怠感以外の症状から原因疾患をある程度絞り込むことができます。

　なお、全身倦怠感を訴える人のうち器質的な疾患があるのは1／3。残りはうつ病、神経症などの精神的な疾患、もしくは原因がわからないといわれています。

Q13　検査はどうやって進めるの？

Answer　　問診と身体の観察である程度、全身倦怠感の原因を推測したら、必要な検査（尿検査、血液検査など）をし、先にあげた全身倦怠感をきたす疾患が疑われるかどうかを見極めます。

Q14　全身倦怠感を緩和するためのケアは？

Answer　　全身倦怠感の原因が明らかな場合は、原因になる疾患に適したケアを行います。原因疾患が改善されれば、基本的には全身倦怠感も消失しますが、慢性的な全身倦怠感に対しては、症状の軽減を図ります。

　十分栄養を取り、休息と安眠が確保できるように、環境を整えます。足浴やマッサージなどで血液循環を促したり、個々の患者が「気持ちいい」と感じることをうまく見つけ出すことも大切です。

10 やせ

▶「やせてきました」
▶「1か月で体重が5kgも減りました」

Q.1 やせって何ですか?

Answer やせとは身体の脂肪が減少し、体重が一定の基準を超えて減少している状態です。このうち、脂肪の減少が著しく、高度なやせをとくにるいそうといいます。

やせかどうかを判断するには、適正体重やBMI（体格指数）を用います。体重が標準体重より10%以上減っている（体重50kgの人なら、45kg以下に落ちている）ときや、BMIが18.5より小さい場合は、やせとみなします。適正体重を20%以上下回っている場合は、るいそうと判断される場合があります。

用語解説

BMI
Body Mass Index（体格指数）の略で、体重（kg）を身長（m）の二乗で割ったものです。たとえば、体重50kg、身長160cmの人のBMIは、以下のとおりです。
$$50 \div 1.6 \div 1.6 = 19.53$$

適正体重
日本肥満学会では適正体重の算出方法として（身長）^{2}×22を提言しています。たとえば、身長160cmの人の適正体重は以下のとおりです。
$$(1.6)^2 \times 22 = 56.3kg$$

●関連する症状

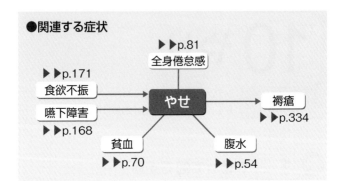

ただし、これらはあくまで目安であり、個人差があります。また、腹水や浮腫による体重増加もあるので、体重だけでなく、きちんと全身状態を観察したうえで判断することが必要です。

Q2 Question やせが起こるメカニズムは？

A Answer 私たちの身体は、エネルギーを脂肪のかたちで脂肪組織に蓄え、必要になったときに、これをまたエネルギーに変換することができます。

消費するエネルギーが摂取するエネルギーを上まわったとき、不足を補おうと脂肪を燃焼させると、脂肪組織が萎縮します。そのために体重が減るのが、やせるということなのです。

エネルギーの不足分が脂肪だけで補いきれないときは、筋肉を分解してタンパク質からエネルギーを得ようとします。その結果、さらに体重が減少し、栄養状態も低下します。

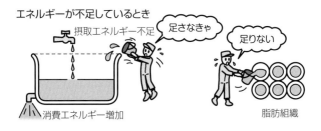

エネルギーが足りているとき
摂取エネルギー
必要エネルギー量
消費エネルギー

もったいない
貯めておこう
脂肪に変換
脂肪組織

エネルギーが不足しているとき
摂取エネルギー不足
消費エネルギー増加

足さなきゃ
足りない
脂肪組織

Q3 エネルギーが不足する原因は？

Answer 　食物の摂取不足、消化・吸収の異常、栄養の利用障害、代謝亢進状態、栄養分の喪失などがあげられます。

Q4 食物の摂取が不足するのはどんなとき？

Answer 　当たり前のことですが、食べなければやせます。また、過激なダイエットや拒食症、食欲不振、嚥下障害などによっても、やせが起こります。いずれも、食べる量が極度に減ることが原因です。

拒食症

　拒食症は、太ることを異常におそれるといった精神的な理由で食事を取ることができなくなってしまった状態です。

　カロリーを極度に気にして、食べたものを嘔吐したり、下剤を使ったりすることもあります。その結果、極度のやせが起こり、身体はわずかなカロリーで生命を維持できるように、代謝を低下させます。成長は停止し、全身の臓器は萎縮して、女性では月経が止まってしまいます。神経細胞も栄養不足に陥るため、性格の変化が起こり、正常な思考ができなくなって些細なことで怒ったり、不安になったりします。このような性格の変化が、「少しでも食べたら太ってしまう」「まだ自分は太っている」といった歪んだボディイメージを生み、ますます食事をとれなくなります。

Q5 Question 消化・吸収の異常でやせるのはどうして？

Answer 　消化・吸収の力が落ちていると、食べた物をエネルギーとして利用することができません。このため、摂取エネルギー不足の状態になり、やせが起こります。

　原因としては、潰瘍やがんによる胃や小腸の切除、クローン病や潰瘍性大腸炎といった炎症性の腸疾患などが考えられます。これらの疾患では、消化酵素の不足や小腸の吸収面積の減少により、消化・吸収の障害が起こります。下痢（→p.200参照）では、食物の通過速度が増加するため、栄養の吸収が間に合わなくなります。

　また、膵臓に異常があると、タンパク質や糖、脂肪などを消化

する酵素の産生、分泌が低下します。このため、食物を小腸で吸収できる段階まで分解することができなくなり、エネルギーが不足してやせにつながります。

Q 6 栄養の利用障害があるとやせるのはどうして？

Answer　外から取り込んだ栄養を利用するには、自分の身体で利用できるかたちに代謝することが必要です。この過程に異常があると、きちんと栄養をとっているのに利用できないため、やせが起こります。

　腸で消化・吸収された栄養素は、一度、肝臓に送られます。肝細胞は、栄養素を身体の各組織が取り込めるかたちに代謝して血液中に送り出し、各組織は自分が必要な物を取り込みます。肝硬

タンパク質
脂質
糖質
↓
小腸での消化・吸収 ✕

ペプチド
中性脂肪・コレステロール
糖

膵臓

消化酵素 ✕

消化・吸収障害

↓
肝臓での
摂取した栄養素の代謝 ✕

利用障害

↓
栄養素 ○ — ホルモン
による調節 ✕

✕

↓
細胞への
栄養素の取り込み ✕

変などの肝障害があると、摂取した栄養を代謝できないため、組織は栄養を利用できなくなり、やせが起こります。

　利用障害のもう１つのタイプは、栄養素は取り込めるかたちに代謝されているのに、細胞への取り込みに問題がある場合です。

　たとえば、インスリンは血液中のブドウ糖を細胞が取り込むときに必要なホルモンです。１型糖尿病では、インスリンを産生する細胞が破壊されてしまうので、血液中にブドウ糖があっても細胞内に取り込めなくなります。すると、細胞はエネルギー不足のために機能が低下し、やせてしまうのです。

Q7 Question 代謝が亢進するとやせるのはどうして？

Answer　物質を合成したり分解するためにはエネルギーが必要なので、物質代謝が亢進するとエネルギーの消費が増加してやせが起きます。たとえば、バセドウ病では、基礎代謝を増加させる甲状腺ホルモンが過剰になるため、細胞の代謝が活発になり、エネルギーの消費が亢進します。

　また、がんになると、がん細胞が自分の増殖のエネルギーを得るために筋肉や脂肪組織を分解し、急激にやせていきます。がん末期では高度のやせ、貧血、全身の衰弱などがみられる悪液質という状態に陥ります。

　この他、感染症などで発熱が続くと、熱を産生するために脂肪や体タンパクの分解が亢進し、やせが起こります。

Q8 栄養分の喪失が起こるのはどんなとき？

Answer 身体の主な構成成分であるタンパク質が失われるような場合が重要です。

手術や広範な熱傷では、大量の滲出液がみられます。その中には多くのタンパク質が含まれているため、滲出液と一緒にタンパク質の喪失も起こり、やせにつながります。

Q9 やせの観察のポイントは？

Answer まず、やせの原因を探ります。体重はどのくらい減っているのか、いつ頃から始まったのか、食事はきちんと摂取しているのか、過剰な運動をしていないか、発熱などやせ以外の症状はないか、を問診します。高齢者では摂食や嚥下機能に問題がないか確認するのを忘れないようにしましょう。急激で高度なやせでは、がんを疑います。身体的に異常がなく、精神的な原因が疑われるときは、専門のカウンセラーへの紹介なども視野に入れます。

やせが起きているときには、体重の減少以外に、全身倦怠感（→p.81参照）、皮膚の乾燥、口角炎・口内炎、身体活動の低下などがみられます。これらの症状の有無も観察しましょう。

血液検査ではタンパク質、とくにアルブミン値やA/G比（アルブミン／グロブリン比）などに注目し、栄養状態を把握します。やせではルブミン値やA/G比が低下し、3.5g/dLを下回ると低アルブミン血症です。A/G比の基準値は1.32～2.23です。

10
や
せ

Q10 やせに対するケアは？

Answer やせの原因に応じた食事の指導を行います。不足したエネルギー、栄養を効率よく補うために、高エネルギー、高タンパクの食品を摂取できるようにします。高齢者で摂食・嚥下機能が低下している場合は、栄養士と相談してやわらかく、飲み込みやすい食事形態に変更します。

食欲が低下しているときには好きなものを中心に摂取する、一度にたくさん食べられない場合は何回かに分けて食べるなどの工夫を勧めましょう。食事の環境を整えることも大切です。栄養士に効率的にエネルギー・タンパク質を摂取できる栄養補助食品を紹介してもらうのも一案です。

消化・吸収の力が落ちているときは、食後1時間程度の安静を勧め、消化・吸収の効率を高めます。また、消費エネルギーを少なくするために休息を十分にとり、必要に応じて身のまわりの援助をします。

食物を口から摂取することが困難であれば、輸液や経管栄養を行います。中心静脈栄養で長期に血管内にカテーテルを留置する場合は、カテーテルを介した感染が起こらないように適切な管理が必要です。

長期臥床している患者では、やせて皮下脂肪が減ると、骨と皮膚の間のクッションがなくなって圧がかかり、褥瘡（→p.334参照）ができやすくⅠ度の褥瘡ができてしまうと、栄養状態が低下してるので治りにくくなります。このため、褥瘡ができやすい部位を観察し、こまめに体位変換を行う、エアマットを使用するなどして1か所に圧がかからないように気を配ります。

また、やせでは同時に貧血や低血圧を起こしている場合が多く、血糖値も低下しているので、転倒防止にも注意しましょう。

11 肥満

▶「太ってきました」

Q1 肥満って何ですか？

A 肥満とは脂肪が過剰に蓄積し、その結果体重が著しく増加した状態をいいます。

また、肥満症という場合は、肥満によってさまざまな病気や健康障害が起こり、治療が必要な状態を指します。

Q2 どれくらい体重が増えると肥満なの？

A 肥満の目安として一般的に用いられているのが、BMI（→p.89参照）です。

わが国では、このBMI値が25以上になると「肥満」であると定義しています。なお、WHOの定義では30以上を肥満としています。

●関連する症状

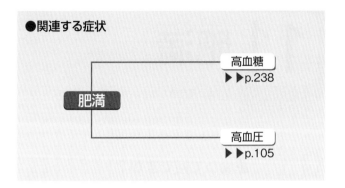

肥満 ── 高血糖 ▶▶p.238
　　 ── 高血圧 ▶▶p.105

Q3 Question　脂肪が過剰に蓄積する原因は？

Answer　摂取カロリーが消費カロリーを上まわると、余ったカロリーが、脂肪細胞の中に脂肪として蓄えられます（→p.90参照）。その原因は、主に4つあげられます。

まず、食べ過ぎ（過食）、つまり摂取カロリーが過剰になる場合です。とりわけ、高カロリー、高脂肪の食品を取り過ぎると、肥満に直結します。

次に、運動不足などによって消費カロリーが減る場合にも、肥満をまねきます。

これら2つは、生活習慣に原因のある肥満です。メタボリック症候群で問題になっている内臓脂肪の蓄積には、このような過食や運動不足といった生活習慣が関係しています。

3つめとして、過食症に代表される、精神的な原因による肥満があります。

4つめは、何らかの基礎疾患があり、そのために起こる肥満です。たとえば、内分泌系の疾患によって脂肪代謝に関係するホルモンに異常をきたすと、肥満が起こることがあります。代表例は

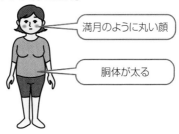

クッシング病の太り方

満月のように丸い顔

胴体が太る

クッシング病で、胴体が太ってくるのが特徴です。満月様顔貌も起こってきます。そのほかに、ステロイド薬服用の副作用として太るケースや、遺伝的な異常によって起こる肥満もあります。

Q4 脂肪が蓄積するメカニズムは？

Answer 脂肪は、脂肪細胞に蓄積します。脂肪細胞に脂肪が蓄えられると、細胞の体積と重さが増えます。つまり、細胞それ自体が太っていき、このことが肥満によって起こるさまざまな病気と関係してきます。BMIが30を超えるとその体積は標準体重の2倍近くまで増加します。脂肪細胞は集まって脂肪組織を形成し、皮下や内臓のまわり（腸間膜や大網など）に多く存在します。

脂肪細胞の増殖は思春期終了ごろまでに終わり、大人では脂肪細胞が増殖することはまれです。

11

肥満

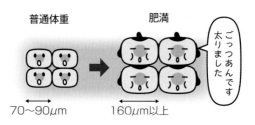

普通体重　　　　　　　肥満

70～90μm　　　160μm以上

ごっつあんです太りました

用語解説

メタボリック症候群 ……………………………………………

　今やすっかりポピュラーになったメタボリック症候群ですが、もともとは多くの生活習慣病がしばしば合併することから、その背後には何か共通の原因があるのではないかという考えから生まれた病気の概念です。遺伝的な素因を背景に、過食や運動不足、ストレスなどの生活習慣が加わり、脂質異常症、肥満、動脈硬化症、高血圧、糖尿病などの複数の生活習慣病を発症するリスクが非常に高まっている、あるいは発症している状態をいいます。

　日本内科学会の診断基準（2005年）によると、ウエスト周囲長が男性で85cm以上、女性で90cm以上（内臓脂肪面積で100cm²以上に相当）あり、①空腹時血糖値110mg/dL以上、②収縮期（最大）血圧130mmHg以上かつまたは拡張期（最小）血圧85mmHg以上、③中性脂肪値150mg/dL以上かつまたはHDLコレステロール値が40mg/dL未満の3項目のうち、いずれか2項目以上があてはまれば、メタボリック症候群と診断されます。

　メタボリック症候群のうちに生活習慣を改善し、心筋梗塞や脳血管障害、糖尿病の発症などをぜひとも予防したいですね。

Q.5 肥満はなぜ問題になるの？

Answer 　肥満がいけない理由は、肥満によってさまざまな健康障害が引き起こされるからです。

　肥満は、脂肪がどこに蓄積するかにより、皮下脂肪型肥満と内臓脂肪型肥満に分けられます。このうち問題になるのは、内臓の周りに脂肪がつく内臓脂肪型肥満です。肥満になると動脈硬化が進行し、高血圧や糖尿病のリスクも高まります。

　脂肪組織は脂肪を蓄えるだけでなく、アディポサイトカイン（コラム参照）というホルモンを産生しており、肥満になるとアディポサイトカインの産生が減少することが、さまざまな生活習慣病を引き起こすと考えられています。

　なお、腹部CTで、内臓周囲の脂肪の断面積が100cm²を超えていると、内臓脂肪型肥満と判定されます。より簡単な指標としては、お臍まわり（臍周囲径）を測って、男性で85cm、女性で

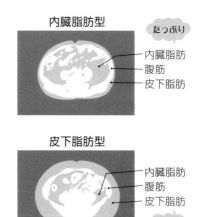

内臓脂肪型

たっぷり

内臓脂肪
腹筋
皮下脂肪

皮下脂肪型

内臓脂肪
腹筋
皮下脂肪

たっぷり

90cmを超えていると、内臓脂肪型肥満とみなされます。

Q Question 6 動脈硬化や糖尿病以外に肥満に関係する疾患は？

A Answer 　肥満は、脂肪肝をまねきます。肝臓では脂質代謝が行われていますが、入ってくる脂肪が増えると、代謝しきれずに肝臓に脂肪が溜まってしまい、脂肪肝になります。脂肪肝の一部は肝炎へと進行しますが、最近は肥満や糖尿病のようにアルコール以外の原因によって起こる非アルコール性肝障害が増加しています。また、胆汁中のコレステロールが増加することにより、胆石や胆嚢炎が起こりやすくなります。

　さらに、気道の周囲や胸腔、横隔膜、腹腔に沈着した脂肪は、睡眠時に気道や胸腔の容積を狭くします。その結果、肺の拡張が妨げられ、睡眠時無呼吸症候群を起こすこともあります。

　この他、体重の増加によって膝に負担がかかるため、変形性関節炎などの膝や足首の炎症の原因になります。

Q Question 7 観察のポイントは？

A Answer 　肥満の患者をみたら、生活習慣によるものなのか、それとも病気や薬の副作用によるものなのかを鑑別します。

　まず、食事の習慣を尋ねてみましょう。脂肪やカロリーの高い物を取り過ぎていないか、1日3食バランスよく食事をしているか、寝る前に食べていないか、お酒を飲み過ぎていないかといったことを問診します。

　また、身体のどの部分が太っているのか、いつごろから太りはじめたのか、肥満以外の症状はないか、ステロイド薬を服用していないか、精神的なストレスを抱えていないかを確認しましょ

う。

肥満の程度と治療の必要性をアセスメントすることも重要です。肥満の指標として使われるのはBMIですが、体脂肪計を使用したり、皮下脂肪厚の値から、体脂肪率を求めることもできます。ウエスト周囲長からは内臓脂肪の蓄積の程度を推測できます。

検査データでは、血清の総コレステロール値（TC）や、低比重リポタンパクコレステロール値（LDLコレステロール）、中性脂肪値（TG）、血糖値、尿酸値などから肥満に起因する生活習慣病のリスクの有無を判断します。

Q 8 肥満のケアは？

Answer　肥満患者では、まず体重を減少、つまり体脂肪を減らすことが重要です。食事指導と適度な運動指導を中心に行い、摂取エネルギーを消費エネルギー以下に下げることが必要です。カロリーが高く脂質の多い食品を減らし、栄養のバランスのとれた食事が取れるように援助します。同時に、食事の時間や回数を規則正しくし、よく噛んで時間をかけて食べ、体重をこまめに測定し、記録するようにアドバイスします。

注意が必要なことは、太っている人は呼吸機能が落ちており、動脈硬化があると、運動によって狭心症や心筋梗塞の発作を起こす危険があるということです。このため、運動をするときは、心臓や肺に負担をかけないように配慮する必要があります。また、膝や足に対しても、あまり負担がかからないようにしましょう。

脂肪を燃やすためには、有酸素運動が効果的です。ウォーキング、ジョギング、エアロビクス、自転車こぎ、水泳など、患者の状況に合った運動を勧めましょう。

12 高血圧

Q.1 高血圧って何ですか？

Answer 　高血圧とは、血圧が高い状態です。血圧には個人差がありますが、繰り返し測定して、最高血圧（収縮期血圧）が140mmHg以上かつ/または最低血圧（拡張期血圧）が90mmHg以上であれば、高血圧と診断されます。

　最高血圧だけで高血圧かどうかを判断しがちですが、最低血圧が90mmHg以上のときにも高血圧となりますので、両方の数値を覚えておくようにしましょう。また最高血圧130mmHg以上、最低血圧85mmHg以上は正常高値血圧とよばれ、これ以上血圧を上げないよう注意が必要です。

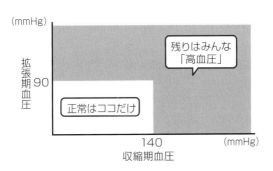

12

高血圧

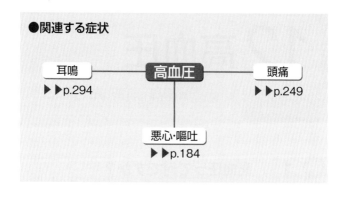

●関連する症状

耳鳴 ▶▶p.294 ── 高血圧 ── 頭痛 ▶▶p.249

悪心・嘔吐 ▶▶p.184

Q 2 血圧を決める因子には何があるの?

Answer　血圧とは、心臓から送り出された血液が、動脈の内壁を押す力のことです。

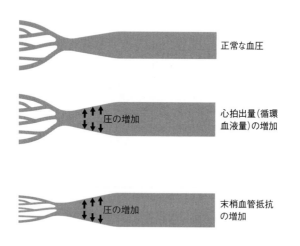

正常な血圧

圧の増加　心拍出量(循環血液量)の増加

圧の増加　末梢血管抵抗の増加

血圧を決める因子は2つあります。1つは、末梢血管の抵抗性です。血液がスムーズに流れるか、それとも流れにくい状況か、血管の抵抗性によって血圧が変わります。末梢血管が広がりにくいと血液が流れにくくなり、血圧は増加します。

　血圧を決めるもう1つの因子は、心拍出量です。心拍出量は、心臓のすぐ手前の静脈の内圧（中心静脈圧）と心臓の収縮力によって決まります。心拍出量が多いほど循環血液量が増え、血圧は高くなります。

Q3 最高血圧、最低血圧って何？

　Answer　心臓は、収縮と拡張を繰り返して血液を送り出しています。収縮期は、左室が収縮して拡張期に左房から左室へ流れ込んだ血液を全身に送り出している時期です。収縮期には、心臓から拍出された血液によって動脈にかかる圧力が増加し、これが最大に達したときの値が最高血圧（収縮期血圧）です。

　一方、拡張期は血液が左房から左室に流れ込んで左室が拡張しているときです。収縮期に動脈にかかった圧力がなくなって血圧が最も小さくなったときの値が、最低血圧（拡張期血圧）です。

Q4 血圧はどうやって調節されているの？

　Answer　血圧を保つことは、全身に血液を送るためにはとても重要であり、私たちの身体には、血圧を一定に保つための仕組みが備わっています。

　1つは、心臓血管中枢による自律神経系を介した調節です。大動脈と頸動脈には、血管の伸展を感知する受容体（圧受容器）が

12
高血圧

あります。血圧が上昇して受容体が引き伸ばされると、その情報が延髄と橋にある心臓血管中枢に伝えられます。すると、心臓血管中枢は、自律神経を通じて心拍数を減少させ、また、血管を拡張させるように命令を出します。その結果、血圧は低下します。血圧が低下したときはその逆の反応が起こり、心拍数が増加して血管が収縮し、血圧が上昇します。

　もう1つは、ホルモンによる調節です。副腎髄質ホルモンであるアドレナリン、ノルアドレナリンは心拍数を増やし血管の平滑筋を収縮させることにより、血圧を上昇させます。循環血液量が減少して血圧が低下した場合には、下垂体後葉からバゾプレッシ

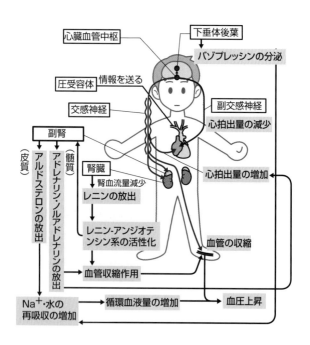

ンが分泌され、集合管での水の吸収を増加させます。その結果、循環血液量が増加し、血圧は上昇します。

　腎臓に流入する血液量が減少すると、レニン-アンジオテンシン-アルドステロン系が働いて、アンジオテンシノーゲンがアンジオテンシンに変化します。アンジオテンシンは血管を収縮させて血圧を上昇させるともに副腎皮質からアルドステロンを分泌させます。アルドステロンは遠位尿細管でのNa^+の再吸収を増加させるため、同時に水分の貯留が起こって循環血液量が増加し、血圧が上昇します。また、循環血液量が増加して心房が伸展した場合には、心房性ナトリウム利尿ペプチドが分泌されます。このホルモンは、利尿を促すことによって循環血液量を低下させ、血圧を下げます。

Q.5　高血圧の原因は？

　　　　　　その多くは原因不明で、遺伝的要因に生活習慣
Answer　　要因が加わって発症してくる多因子疾患と考えられています。このような高血圧を本態性高血圧（ほんたいせい）といい、高血圧の90％以上を占めています。

　本態性高血圧はさらに、良性と悪性に分けられます。ほとんどは良性で、中高年から徐々と血圧が高くなっていきます。これに対し、悪性高血圧は比較的若い人に見られ、血圧が急に高くなり、最高血圧が180mmHg、最低血圧が120mmHgを超えてしまいます。放置すると腎不全をまねき、生命にかかわります。

　原因の明らかな高血圧は、二次性高血圧とよびます。とくに、腎臓の病気は高血圧を起こすことが多く、これを腎性高血圧といいます。また、内分泌系疾患や薬剤も、高血圧を引き起こすことがあります。

12

高血圧

腎血管性高血圧とレニン-アンジオテンシン-アルドステロン系（RAA系）

　糸球体には、循環血液量をモニターする構造である傍糸球体装置が存在しています。傍糸球体装置は、糸球体の輸入細動脈の血管壁の一部である傍糸球体細胞と、これと隣り合う遠位尿細管の上皮細胞のつくる緻密斑からなります。

　輸入細動脈を流れる血液量が減少して血圧が低下すると、傍糸球体細胞がこれを感知してレニンというホルモンを分泌します。レニンは血中のアンジオテンシノーゲンに作用し、アンジオテンシンIを遊離させます。アンジオテンシンIは、血液中でアンジオテンシン変換酵素によってアンジオテンシンIIに変換され、末梢血管を収縮させて血圧を上げるとともに、副腎皮質にも作用し、鉱質コルチコイドであるアルドステロンの分泌を促進します。

　アルドステロンは、遠位尿細管でのNa⁺の再吸収を増加させ、循環血液量を増やして血圧を上げます。レニン-アンジオテンシン-アルドステロン系の作動によって循環血液量が増加して尿量が減少すると、今度はこの情報が遠位尿細管の緻密斑から傍糸球体細胞に伝わり、レニンの産生が抑制されます。

　腎血管性高血圧では動脈硬化によって腎動脈が細くなるために輸入細動脈の血流量が減少し、レニン-アンジオテンシン-アルドステロン系の作動によって血圧が上昇します。

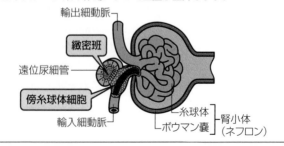

Q6 腎臓の病気があると 高血圧になるのはなぜ？

Answer　　　　　高血圧と腎疾患には、深い関係があります。
腎臓は血液を濾過して老廃物を排泄するとともに、水やNa⁺の再吸収を介して循環血液量を調節し、血圧の維持に深くかかわっています。

腎動脈から腎臓に入った血液は、糸球体とよばれる毛細血管を流れる間に濾過され、老廃物や余分な水分が尿として除かれます。糸球体を通ってきれいになった血液は、腎静脈に集まり、心臓に還っていきます。

このフィルターの役目をする糸球体が糸球体腎炎などで障害されると、血液中の余分な水分を尿として排泄することができなくなります。すると、循環血液量が増え、血圧が上がります。糸球体の機能が低下すると、同じネフロンの尿細管も機能を失っていきます。その結果、ナトリウムも貯留し、ナトリウムの貯留は水の貯留を伴うため、循環血液量の増加に結びつきます。

また、腎動脈の血流が減少するとレニン-アンジオテンシン-アルドステロン-アルドステロン系を介して血圧の上昇が起こります。この場合をとくに、腎血管性高血圧といいます。

Q7 内分泌系疾患や薬剤によって 血圧が上がるのはなぜ？

Answer　　　　　内分泌系の疾患では、血圧を増加させる作用のあるホルモンが過剰になる場合があります。副腎皮質機能亢進症であるアルドステロン症やクッシング症候群ではアルドステロン、副腎髄質細胞の腫瘍である褐色細胞腫ではア

ドレナリンとノルアドレナリンの分泌が亢進するため、血圧の上昇が起こります。

また、副作用として高血圧を起こす薬剤の代表例は、ステロイド薬です。このほか、女性ホルモンであるエストロゲン製剤でも、血圧の増加がみられます。

Q8 高血圧から起こる疾患は？

Answer 高血圧が怖いのは、それがさまざまな病気を引き起こす可能性が高いからです。とくに重要なのは、高血圧によって動脈硬化が促進されることです。

血圧が高いと、血管が血流から受ける力も大きくなります。その結果、血管の内側をおおっている内皮細胞が刺激され、いろいろなサイトカインを放出します。その作用によって血液中の脂質が内皮細胞を通って動脈壁に沈着します。またサイトカインによって活性化された血液中の単球が動脈壁に遊走してマクロファージとなり、そこに沈着した脂質を貪食します。その結果、アテロームが形成され、動脈硬化につながるのです。高血圧に加えて脂質異常症があると、さらに動脈硬化が促進され、心筋梗塞や脳梗塞といった重篤な疾患の発生リスクが高まります。

また、高血圧が長く続くと、血漿が血管壁に浸み出して細動脈が次第に厚くなり、細動脈硬化症を引き起こします。悪性高血圧では、血圧が非常に高くなるため、血管壁に浸み出した血漿によって血管壁が壊死して出血を起こしたり、血管壁が浮腫のように肥厚して内腔が閉塞したりします。

これらの細動脈の変化は、多くの細動脈が分布する腎臓に影響を及ぼします。良性高血圧では、細動脈の肥厚によって血管の内腔が狭くなると糸球体への血流が減少し、糸球体、さらにネフロ

ン全体が次第に機能を失って潰れていきます。潰れたネフロンの後は瘢痕組織で置き換えられ、腎臓は次第に小さくなります（良性腎硬化症）。悪性高血圧では、細動脈の壊死によって腎機能の低下が急速に進行し、腎不全に陥ります（悪性腎硬化症）。

また、心臓にも影響を及ぼします。高血圧があると、心臓は高い血圧に打ち勝って心拍出量を保つために、より強く収縮して血液を送り出します。増加した仕事に適応するために心肥大が起こり、最後には心拍出量を維持できなくなって心不全になります。

Q9 _{Question} 高血圧のアセスメントはどうするの？

A_{nswer} 血圧を測定し、その程度をアセスメントします。血圧はいろいろな要因に影響されやすいので、1回の測定値だけでなく変動をみることも重要です。年齢も考慮します。また、高血圧はしばしば遺伝するので、家族歴も尋ねましょう。

また、高血圧を引き起こす疾患がないか、高血圧以外の症状がないかを確認し、二次性高血圧かどうかを推測します。たとえば、腎疾患では浮腫（→ p.44参照）、クッシング病では満月様顔貌などが認められます。

Q10 _{Question} 高血圧のケアは？

A_{nswer} 高血圧による合併症を防ぐため、血圧を正常範囲内にコントロールすることが大切です。基礎疾患があれば、その治療を行います。

生活習慣を見直し、食生活の改善と適度な運動をすることも重

要です。肥満がある場合には、カロリー制限や運動により体重を減少させます。また、塩分やアルコールの取り過ぎは血圧を上げるので、控える必要があります。タバコに含まれるニコチンは、血管を収縮させて血圧を上げます。

　通常は、降圧薬が処方されているので、高齢の患者では服薬の管理や副作用への注意が必要です。

　なお、高血圧の患者は血管壁が弱くなっていることが多いので、急激な血圧の変動は避けなくてはいけません。暖かいところから急に寒いところに移動すると、体温の放散を防ごうとして末梢血管が収縮し、血圧が急に上がり、血管が切れて脳出血を起こす危険があります。

COLUMN
血圧の測定値に影響するもの

　「高血圧」と判断する前に、血圧測定が正しく行われたのか確認しましょう。以下のような要因が、血圧の測定値に影響を及ぼします。

①マンシェットの幅……幅が狭いと高くなります。通常の成人用のマンシェットの幅は、12cmです。

②うっ血……シャツの袖口などで腕が圧迫されていると高くなります。

③マンシェットの位置……心臓と同じ高さに置いて測定します。

④腕の太さ……腕が太いと血管が圧迫されにくいので、高くなります。

⑤安静……運動、興奮状態、不安など、交感神経の活動が活発になるような状況では高くなります。

⑥温度……寒いと、体温を逃がさないように皮膚血管が収縮し、血圧が上がります。

13 チアノーゼ

▶「唇や爪が紫です」

Q1 uestion チアノーゼって何ですか？

A nswer 　プールから上がってきたら、口唇が紫色になっていたという経験、どなたもおもちだと思います。このように、皮膚や粘膜が青みがかった紫色になる状態を、チアノーゼといいます。

Q2 uestion なぜ紫色なの？

A nswer 　肌は、普通ピンクや赤みがかっていますね。皮膚の色は、皮膚の中の色素と皮膚の下を流れる赤血球の量によって決まります。赤みがかって見えるのは、この赤血球中にあるヘモグロビンの色によるものです。

　このヘモグロビンは、酸素と結合しやすい性質をもっています。酸素と結合したヘモグロビンの割合が高いと血液は赤く見え、逆に低いと暗く青みがかった色に見えます。ですから、酸素と結合していないヘモグロビンを多く含む血液が皮膚の下を流れると、皮膚が紫色に見えるのです。

●関連する症状

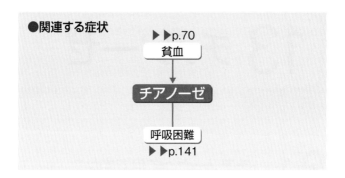

▶▶p.70
貧血
↓
チアノーゼ
↓
呼吸困難
▶▶p.141

▶▶p.70
▶▶p.141

Q3uestion ヘモグロビンと酸素の関係は？

Answer　ヘモグロビンは、鉄を含む「ヘム」という物質
と、「グロビン」というタンパク質が結合してでき

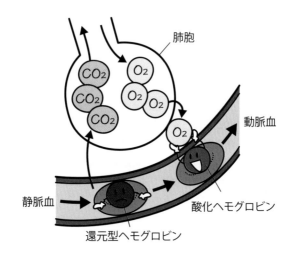

肺胞

CO_2
CO_2
CO_2

O_2
O_2 O_2

O_2

動脈血

静脈血

酸化ヘモグロビン

還元型ヘモグロビン

ていて、ヘムの部分が酸素と結合します。全身の組織に酸素を運ぶという赤血球の働きは、このヘモグロビンによって行われます。

前ページの図を見てください。ヘモグロビンが肺で酸素に触れると、これと結合して酸化ヘモグロビンになります。赤血球が血液に乗って酸素の少ない組織に行くと、ヘモグロビンから酸素が放出されます。この酸素を放出したヘモグロビンのことを、還元型ヘモグロビンといいます。

肺で酸素を取り込んだ動脈血が鮮明な赤色をしているのに、体内を回って酸素を放出した静脈血は暗赤色をしているのは、静脈血中では還元型ヘモグロビンが増加し、酸素と結合した酸化ヘモグロビンが減少しているためです。

Q 4 チアノーゼが現れるのはどんなとき？

A nswer　酸素と結合していない還元型ヘモグロビンの量が、3～5 g/dL以上になると、チアノーゼが現れます。

Q 5 チアノーゼが現れる場所は？

A nswer　口唇、耳たぶ、爪、指先など、血管が皮膚のすぐ下にあるところです。

一酸化炭素中毒

閉めきった室内でガスや灯油が燃焼すると、酸素が不足して不完全燃焼が起こります。このとき発生するのが、一酸化炭素COです。一酸化炭素が恐ろしいのは、ヘモグロビンと結合する力が酸素の200～300倍もあることです。そのため、一酸化炭素が微量でもあると、ヘモグロビンは酸素ではなく一酸化炭素と結合してしまい、酸素の運搬能力が低下して、酸素欠乏を起こしてしまいます。

神経細胞が酸素欠乏に陥ると、頭痛やめまい、意識障害が出現します。空気中の一酸化炭素濃度が増すとともに症状は強くなり、発現までの時間は短くなります。0.02％では数時間で軽度の頭痛が出現してくる程度ですが、0.16％では2時間、0.32％では30分、1.28％では数分で死亡するとされています。

一酸化炭素には特別なにおいや色、刺激がないので、空気中にあっても気づかず、知らない間に中毒症状を起こす危険があります。

Q.6 Question チアノーゼの種類は？

A nswer チアノーゼには、静脈血の酸素欠乏による末梢性チアノーゼと、動脈血の酸素欠乏による中枢性チアノーゼがあります。

Q.7 Question 末梢性チアノーゼって？

A nswer わかりやすいケースで説明しましょう。
プールに長くつかっていたときや、冬の寒い日

などに手指や足先、口唇が青紫色になることがありますね。寒冷にさらされると、熱の放散をできるだけ少なくするために身体表面の血管が収縮し、血液の循環が悪くなります。その結果として、静脈血が末梢組織に長く留まることになります。

　この間にヘモグロビンが酸素を放出してしまい、結果的に還元型ヘモグロビンが増え、チアノーゼが現れます。ただし、これは一時的なもので、循環さえ回復すればすぐに元に戻ります。

Q8 中枢性チアノーゼってどんなもの？

A 大きく分けて、呼吸器疾患によるものと心疾患によるもの、そのほか、異常ヘモグロビンによるチアノーゼがあります。

Q9 呼吸器疾患によるものは？

A 肺でのガス交換に問題があると血液中に十分に酸素を取り込めなくなり、チアノーゼが起こります。高齢者に多いを慢性閉塞性肺疾患（COPD）の代表である肺気腫では肺胞の弾力が減少し、肺胞がしぼんでしまうのを防ぎ、サーファクタントが減少するため、肺胞は吸気時には膨らみやすく、吸気時にはしぼみやすくなります。その結果、吸った息を完全に吐き出せなくなるために二酸化炭素が溜まり、酸素を取り込みにくくなります。肺胞壁も破壊されるためガス交換ができる肺胞の表面積も減少します。

　肺炎や肺水腫では、肺胞腔が滲出物や漏出液で満たされるため、ガス交換が妨げられます。

　いずれのケースも、肺でヘモグロビンが十分に酸素と結合でき

なくなり、動脈血中の酸素が不足してチアノーゼが起きます。

Q10 心疾患によるチアノーゼって？

Answer 心疾患のなかでチアノーゼが問題になるのは、先天性心疾患や心不全です。先天性心疾患では右房や右室の静脈血が左房や左室の動脈血に混入することが、チアノーゼの原因になります。

また、いろいろな疾患によって心不全になると、心拍出量が低下するために酸化ヘモグロビンを十分に末梢まで供給できなくなり、チアノーゼが起きます。

Q11 代表的な先天性心疾患は？

Answer 先天性心疾患は、生後すぐにチアノーゼがみられるものと、ある程度成長してからみられるものに分類されます。前者の例としては心室中隔欠損、後者の例としてはファロー四徴症をあげることができます。

Q12 心室中隔欠損ってどんな疾患？

Answer 心臓は右房、左房、右室、左室の4つの部屋に分かれ、右側は静脈血、左側は動脈血が流れています。

心室中隔欠損では、右室と左室を隔てる心室中隔に孔が開いています。最初は左室の圧が高く、左室の動脈血が右室の静脈血に流れ込むので、チアノーゼは現れません。しかし、左室から右室に流れ込んだ血液によって肺の血流量が増加して肺の血圧が高くなると、徐々に右室の圧が高まって右室が肥大し、ついに右室

の静脈血が欠損孔を通って左室へ流れ込み、大動脈を通って全身へと流れてしまいます。その結果動脈血中の酸素が少なくなり、チアノーゼが起きるというわけです。

Q.13 ファロー四徴症ってどんな疾患？

Answer　ファロー四徴症は、①肺動脈弁狭窄（肺に血液を送る肺動脈の入口が生まれつき狭い）、②心室中隔欠損、③右室肥大、④大動脈騎乗（大動脈が右室寄りに存在し、欠損孔を介して右室と左室の両方からの血液を受ける）の4つの徴候がみられる先天性心疾患で、生まれてすぐに静脈血が動脈血に混じってしまうため、出生時からチアノーゼがみられます。その理由は肺動脈弁が狭窄していることで、右室に負荷がかかり出生時にはすでに右室肥大があって、右室の圧が高くなっており、右室の静脈血が心室中隔の欠損孔から左室へと流れ込むためです。さらに大動脈騎乗があるため、大動脈に直接右室の静脈血が流れ込むこともチアノーゼを悪化させます。

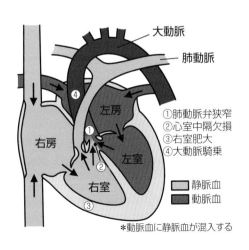

大動脈
肺動脈
④
左房
①肺動脈弁狭窄
②心室中隔欠損
③右室肥大
④大動脈騎乗
右房
左室
①
②
右室
③
□ 静脈血
■ 動脈血
＊動脈血に静脈血が混入する

Q.14 チアノーゼの影響は？

Answer　細胞が活動するためには、酸素が必要です。その酸素が届かないとなると、細胞の機能は低下し、その結果として臓器の機能も低下します。チアノーゼの影響は、急激に起こる場合（急性チアノーゼ）と徐々に起こる場合（慢性チアノーゼ）で異なってきます。

　脳は酸素不足に最も弱い臓器で、窒息などによる急性チアノーゼの場合は、致命的なダメージを受けてしまいます。また、慢性中枢性チアノーゼによって酸素不足が続いた場合には、とくに心臓から遠い指先で、結合組織が増加して指先が太鼓のバチのように膨らんでしまう、バチ状指という症状がみられます。

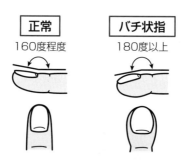

Q.15 観察のポイントは？

Answer　チアノーゼは最初に口唇や爪に現われるので、その程度を観察します。黒っぽい紫色をしていたら重症です。

　急激に出現する場合やチアノーゼの症状が強いときは、バイタ

ルサイン、意識レベルを確認します。子どもや高齢者では、前後の状況から窒息の可能性を考え、誤って飲み込んだ物が気管に詰まっていないかを確認しましょう。

末梢性チアノーゼか中枢性チアノーゼかを見極めることも大切です。

また、他の症状もチェックします。発熱、咳、喀血（かっけつ）を伴って呼吸困難を起こしているときは、肺炎などの炎症性疾患を疑います。「ゼーゼー」と喘鳴を伴うときは、気管支喘息など、気道の狭窄を起こす疾患が考えられます。

パルスオキシメータ（用語解説参照）を用いると、採血することなく、血液中の酸素と結びついたヘモグロビンの割合を連続的に測定でき、酸素不足の程度が客観的にわかります。

Q16 看護のポイントは？

A 末梢性のチアノーゼの場合は、全身を保温し、軽いマッサージを中枢に向かって行い、血液循環の改善を図ります。急激で重篤なチアノーゼでは、呼吸、循環を確保することが重要で、すぐに医師に連絡し、酸素吸入など必要な処置の準備をします。心身の安静を保ち、酸素消費量を減らすことも重要です。酸素吸入を行うときは、患者の不安を軽減するように努めましょう。

なお、COPDの患者に高濃度の酸素をむやみに吸入すると、肺胞に二酸化炭素が溜まる障害（CO_2ナルコーシス →p.149参照）を起こす危険があるので、注意が必要です。

13

チアノーゼ

パルスオキシメータ

　酸素と結合した酸化ヘモグロビンは、酸素と結合していない還元型ヘモグロビンに比べ、赤い光を吸収しません。パルスオキシメータは、この原理を利用して酸化ヘモグロビンの割合（これを動脈血酸素飽和度：SpO_2といいます）を測定する装置です。

　動脈血中の酸素の量を正確に知るためには、直接動脈血を採取して、酸素分圧を測定することが必要です。しかし、酸素飽和度と動脈血の酸素分圧の間には図のような関係があるため、酸素飽和度を動脈血の酸素量の指標にすることができます。

　酸素飽和度は、健康な人では95％以上を示します。これに満たない場合は呼吸不全が疑われます。酸素飽和度が90％を下まわると、酸素療法の適用になります。

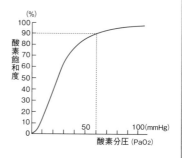

　センサーと測定部が一体化したコンパクトでパルスオキシメータも市販されており、在宅でも簡単に酸素飽和度を測定できるようになっています。

　コロナ禍では自宅療養者が呼吸状態の悪化に気づけるよう、自治体から貸し出しも行われました。

パルスオキシメータ

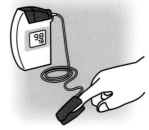

14 動悸

▶「心臓がドキドキします」
▶「胸に違和感があります」

Q1 Question 動悸って何ですか？

Answer 緊張のあまりドキドキした、激しい運動をした後に心臓の鼓動が激しくなった——。こんな経験は、誰にでもあると思います。しかし大抵、しばらく休めば落ち着きます。

これに対して動悸(どうき)とは、何も特別なことがないのに、「心臓がドキドキする」「心臓が脈打つ」「胸に違和感がある」と感じる症状をいいます。つまり、いつもは意識することのない心臓の拍動に違和感を覚えたり、不快感として自覚したりする症状が動悸です。

Q2 Question 動悸の原因は何ですか？

Answer 動悸の多くは、心臓の疾患による心臓の拍動の異常によるものです。心臓は規則正しく収縮を繰り返していますが、心臓の拍動のリズムが乱れたとき、または心臓の収縮力が強まったとき、心拍数が増加したときに動悸として感じられます。

心拍の異常を引き起こす心疾患以外の原因としては、貧血や肺の疾患による酸素不足、バセドウ病や更年期障害などによるホル

●関連する症状

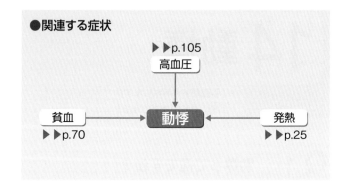

モンバランスや自律神経系の乱れがあげられます。

　また、身体的な異常はないのに、不安神経症やうつ病などの精神的な要因から、動悸が起こることもあります。

Q3 心臓の働きと動悸との関係は？

　　Answer　　はじめに心臓が血液を送り出す仕組みを復習しましょう。心臓は、収縮によって心室の血液を押し出し、拡張して血液を溜め、また収縮することによって溜まった血液を押し出すという、ポンプの働きをしています。収縮と拡張は一定のリズムで規則正しく繰り返され、心臓が収縮して血液を送り出すときの拍動が心拍として感じられます。

　この心臓の規則正しい動きを生み出すのは、心臓自らが出す電気的刺激です。発生した電気的刺激は、決められた通り道を伝わり、心臓全体に伝えられます。その通り道のことを刺激伝導系（用語解説参照）といいます。

　次ページの図にあるように、洞結節で発生した電気的刺激は、結節間伝導路→房室結節→ヒス束→左脚、右脚→プルキンエ線維

を通り、心室全体に伝えられます。刺激伝導系が正しく働くことにより、心臓は収縮するべきときに収縮して血液を送り出し、拡張するべき時に拡張して血液を溜めることができるのです。

　ところが、何らかの原因によって電気的刺激がスムーズに伝わらなかったり、異常な刺激が発生したりすると、心拍数が増減したり、規則正しい心臓のリズムが乱れたりするとこれが、動悸として自覚されるのです。この刺激伝導系の異常による心臓のリズムの異常が、不整脈です。

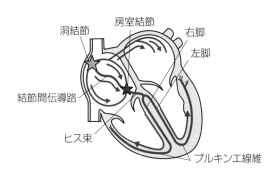

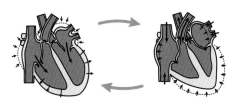

刺激伝導系 ·······························

　心筋細胞の間では、ネクサスとよばれる特殊な構造により、1か所で生じた興奮が瞬時に隣り合う心筋細胞に伝えられ、多くの心筋細胞があたかも1つの細胞のように収縮します。

　ただし、心房と心室の心筋は結合組織で境界されていて心筋細胞同士の連絡はないため、心房の心筋細胞の興奮が直接心室に伝わることはありません。刺激伝導系だけが、心房から心室へ興奮を伝達することができます。

　刺激伝導系は、直径30〜60μmの特殊な太い心筋線維（普通の心筋線維は直径15μm以下）です。洞結節で生じた興奮が、この線維を通じて、心房、心室と伝えられていくことが、心臓の規則正しい収縮を可能にしています。

Q4 心拍数が増減すると動悸をおぼえるのはどうして？

Answer 　心拍数とは、1分間の心臓の収縮数のことです。心拍数は通常、脈拍をとってカウントします。安静時の脈拍数は、成人では1分間に60〜70回です。脈拍が増えても減っても、動悸として自覚されます。

　脈拍数50回/分以下の徐脈の状態になると、心臓は全身への酸素供給量を維持するために、1回の収縮でたくさんの血液を送り出そうとして、収縮力を強めます。すると、心臓の拍動を強く感じ、動悸を自覚するのです。

　一方、脈拍数100回/分以上の頻脈になると、心拍数が増えるため、心臓の拍動に違和感を覚え、動悸が起こります。

徐脈を起こす不整脈としては、洞結節での電気的刺激の発生が障害される洞不全、電気的刺激が心房から心室にうまく伝わらない房室ブロック、頻脈になる不整脈としては、洞結節での電気的刺激の発生が増加する洞性頻脈、心房が無秩序に収縮する心房細動などがあげられます。

　なお、脈拍は心臓から拍出した血液によって動脈に圧がかかるタイミングなので、厳密には脈拍は心拍よりも少し遅れることになります。しかし、正常では心拍と脈拍のタイミングはほぼ同じで、数も一致しています。

　ところが、不整脈によって拡張期に十分な血液が溜められなくなり、心拍出量が減少すると、脈が触知されなくなることがあり、心拍数と脈拍数に差が生じることがあります。

Q5 心臓のリズムが乱れる疾患ってどんなものがあるの？

Answer　代表的なものに、期外収縮や心房細動などの不整脈があげられます。

　期外収縮とは、心臓の洞結節とは別の場所から、やや早いタイミングで心臓に電気が流れ、正常な収縮以外のタイミングで心臓

期外収縮	心房細動
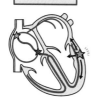	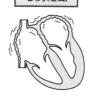
異常な場所で刺激が発生する	細かく震えているだけで心房が正常に収縮しない

の収縮が起こるものです。また、心房細動は、心房が無秩序に興奮し、細かく震えるように収縮している状態です。

　いずれの場合も、心臓のリズム（調律）が乱れ、動悸を覚えます。

Q6 心臓の収縮力が変化する疾患ってどんなものがあるの？

　　　　　　　　心臓内に貯留する血液の量が増加すると、これ
Answer　を押し出すためにより強い力で収縮しなければならなくなります。この収縮力の増加が、動悸として感じられます。

　心臓内に貯留する血液の量に変化をきたす疾患の代表例は、弁の機能異常である弁膜症です。

　たとえば、左心房と左心室の間にある僧帽弁（そうぼう）が、癒着によって拡張期に十分に開かなくなる、僧帽弁狭窄症という疾患があります。僧帽弁狭窄症では、拡張期に起こる左心房から左心室への血流が妨げられます。その結果、左心房に血液が残ります。収縮期には、肺から流れ込む血液がこれに加わり、左心房には通常に比べ、より多くの血液が溜まってしまうことになります。左心房は溜まった血液を押し出そうと収縮を強めるため、それを動悸として自覚するのです。

　弁膜症にはほかに、僧帽弁が完全に閉じなくなる僧帽弁閉鎖不全症、大動脈弁がうまく開かない大動脈弁狭窄症、大動脈弁が完全に閉じなくなる大動脈弁閉鎖不全症などがあります。それぞれ、心臓のどの部分の血液が、どのくらい増加するかが異なっています。

　また、心奇形がある場合も、動悸の症状が現れます。右心室と左心室の間の壁である心室中隔に孔が空いている、心室中隔欠損

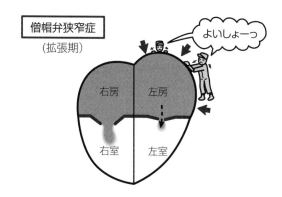

僧帽弁狭窄症
（拡張期）

右房　左房

右室　左室

よいしょーっ

という心奇形では、圧の高い左心室から右心室に、孔を通って血液が流れ込みます。そのため、右心室の拍出量が増え、動悸が起こります。

　また、高血圧では、高い血圧に抵抗して全身に血液を送り出すことになります。このため、左心室は収縮力を高める必要があり、これが動悸を引き起こすことがあります。

Q 7 Question　心臓の疾患以外の動悸の原因は？

A nswer　貧血では、血液に含まれる酸素の量が減少します。そのため、心拍数を増加させることによって酸素不足を補おうとし、頻脈になります。

　バセドウ病では、交感神経の刺激を介して心機能が促進され、また亢進した基礎代謝に必要な酸素や栄養を供給するために心拍数が増加し、頻脈が起きます。

　発熱時の心拍数の増加も、熱を産生するために代謝が亢進することによるものです。

14

動

悸

Q.8 動悸の観察のポイントは？

Answer　動悸は自覚症状であり、その原因はさまざまです。必ず脈をとり、脈拍数、脈のリズムや強さに変化はないかを観察します。

また、原因を探り、必要な治療につなげるために、次のことをチェックしましょう。

・動悸はいつ、どのように始まり、どのように終わるのか。
・動悸はどのくらい続くのか。たびたび繰り返すのか。
・動悸のほかに症状はあるか（たとえば、貧血が疑われるときは、口唇の色や、手指が冷たくないかを確認します。バセドウ病が疑われるときには、眼球の突出や甲状腺の腫れがないかをみます）。
・心疾患などの既往歴や、動悸を起こすような薬を服用していないか。
・精神的なストレスがあるか。過度の飲酒やアルコール、カフェイン摂取はないか。

脈拍に異常があったり、心臓の病気が疑われるときは、原因疾患の診断のために心電図をとったり、心エコーなどの画像検査が行われます。

Q.9 動悸のケアは？

Answer　心臓は命にかかわる部分であるだけに、動悸を感じた患者は不安な気持ちになりがちです。すると、ますます動悸が激しくなるという悪循環に陥りかねません。

このため、患者がリラックスできる環境のもとで、その訴えに耳を傾け、不安を取り除くことが大切です。

また、動悸がなぜ起こっているのかをわかりやすく説明することも、患者に安心感を与えます。体位の工夫が効果的な場合もあります。

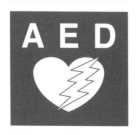
14

動

悸

15 胸痛

▶「胸が痛みます」 ▶「胸に違和感があります」
▶「圧迫されるような感じがあります」

Q1 Question 胸痛って何ですか？

Answer　胸部に感じる痛みのことを、胸痛といいます。

Q2 Question どの部分の痛みを「胸痛」として感じるの？

Answer　胸部にある臓器、皮膚、筋肉の痛みはすべて、胸痛として知覚されます。具体的には、心臓、肺、気管支、食道、胸部大動脈、肋骨、胸骨、肋間筋、乳房、胸膜などのさまざまな部位の痛みを、「胸痛」として感じます。

Q3 Question 胸痛を感じるメカニズムは？

Answer　痛みは通常、化学的・物理的な刺激が痛覚を伝える知覚神経を通して大脳皮質に達することによって生じます。化学的刺激にはセロトニンや酸、アセチルコリンなど、物理的刺激には圧迫や外傷があります。

　肋骨、胸骨、肋間筋、乳房、胸膜などの病変による痛みは、肋間神経を介して脳に伝えられます。大動脈の外壁には痛覚神経が

●関連する症状

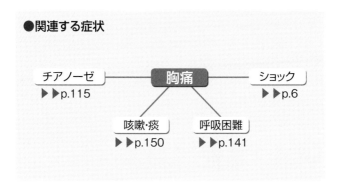

分布しており、血管壁が急に拡張するなどの刺激を受けると痛みが起こります。気管、肺、食道に炎症や腫瘍があると、迷走神経や交感神経の知覚枝を介して痛みを感じます。

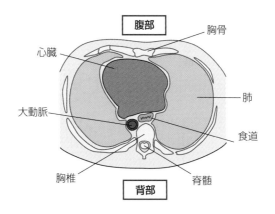

心臓や胃、腸などの内臓に病変があると、その刺激が臓器を取り巻く内臓神経を通じて脳に伝えられ、痛みとして知覚されます。狭心症や心筋梗塞といった虚血性心疾患では、心筋が酸素不足に陥った結果、産生された化学物質が心臓に分布する内臓神経である心臓神経を刺激します。

Q4 病変部ではないところが痛むことがあるのはなぜ？

Answer　　　病変部とは異なる部位の体表面に感じる痛みのことを、関連痛といいます。たとえば、心筋梗塞では左肩や左腕が痛むことがあります。これは、心臓に分布する内臓神経と肩や腕の知覚神経が同じ高さで脊髄に入るため、脳が内臓の痛みを肩や腕の痛みとして勘違いするからです。痛みではなく、肩こりとして症状が現れることもあります。

　同様の理由で、腹腔臓器である胃や肝臓、脾臓の痛みが、胸痛

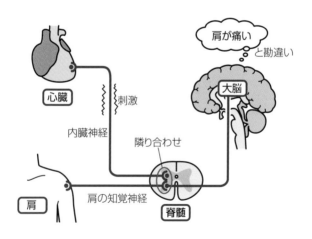

として感じられることがあります。これらの臓器に分布する内臓神経が、胸髄を経て中枢に至るためです。

Q5 胸痛の原因になる疾患には何があるの？

A　胸部には心臓や肺、大動脈など、生死にかかわる循環器・呼吸器系の臓器があります。胸痛の背後には、これらの大切な臓器の疾患があることが少なくありません。

胸痛を起こす重篤な疾患の代表は、狭心症や心筋梗塞などの虚血性心疾患です。心筋炎などの心臓の炎症や弁膜症、不整脈も胸痛の原因になります。

このほかには、解離性大動脈瘤、肺血栓塞栓症も重篤で、緊急の対応を要します。さらに、肺炎、胸膜炎、気胸や肋骨骨折などの外傷でも胸痛が起きます。

Q6 胸痛はどうやってアセスメントするの？

A　まず、痛みの強さや部位、発現のしかた、持続時間を観察し、胸痛が生死にかかわるような疾患によるものかどうかをアセスメントします。たとえば、胸を強く締めつけられるような強い痛みが持続するようなら、心筋梗塞を疑い、ただちに対処しなくてはなくてはいけません。

同時に、患者の表情や意識レベルの観察、バイタルサインの測定を行い、脈拍、血圧、呼吸が維持されているかを確認します。心筋梗塞や肺血栓塞栓症などではショック（→p.6参照）を起こ

すことがあるので、要注意です。

　胸痛以外の症状もチェックしましょう。呼吸や循環が障害されていれば、血圧の低下やチアノーゼ（→p.115参照）も認められます。肺炎であれば、熱や咳を伴います。骨折の疑いがあるときは、打撲や転倒の有無を確認します。肺炎や気管支炎、肋骨骨折などは、呼吸時に痛みが増強することが多いので、呼吸と痛みの関係も原因疾患の推測に役立ちます。

COLUMN

心筋梗塞の合併症

　心筋梗塞が起こると、それによってどんな影響が出るのかを考えてみましょう。

　まず、心拍出量の減少によって血圧が低下し、ショックを起こす可能性があります（心原性ショック）。梗塞部位に血栓が形成され、これがちぎれた場合には、脳などに塞栓症を起こす原因になります。壊死が左室壁の全層にわたっていると、その部位に孔が開き（心破裂）、心囊腔内に血液が流れ出して心臓の動きを妨げたりすることがあります（心タンポナーデ）。刺激伝導系が傷害を受ければ、不整脈を起こす場合もあります。一命を取り止め、梗塞部位に瘢痕（はんこん）が形成されると（心筋細胞は１度死ぬと再生しません）、瘢痕部が血圧によって拡張して瘤（こぶ）状に突出し、心臓瘤（しんぞうりゅう）を形成します。また、収縮力が低下するので１回心拍出量が減少し、心機能が低下します。

ニトログリセリン

「うっ」と狭心症の発作で胸を押さえた人が、震える指でポケットから薬を取り出し、口に含むと痛みが治まる —— 。そんな場面をドラマなどで見たことがある人は多いと思います。この薬がニトログリセリンです。

ニトログリセリンは、ダイナマイトの原料としても有名です。そもそもニトログリセリンが狭心症に効くというのは、ダイナマイト工場の労働者が、血管の拡張による頭痛を訴えたことから発見されたものなのです。もちろん、薬として使われるニトログリセリンは少量なので、爆発することはありません。

ニトログリセリンの薬理作用は、血管の平滑筋に直接働いて血管を拡張させることです。これによって冠状動脈が拡張し、心筋への血流が増加して痛みが消失します。また、末梢の血管が拡張すると心臓に戻ってくる血液量が減少して心臓の容積が小さくなり、心筋にかかる負担が弱まって心筋の酸素消費量を減少させるという効果もあります。

舌下錠のほか、現在はスプレーやテープも販売されています。効果は1～2分で現れ、30分ほど持続します。

Q7 狭心症や心筋梗塞の痛みは どうやって見分けるの？
Question

A 狭心症や心筋梗塞における胸痛の種類や現れ
Answer 方はそれぞれですが、「胸部前面の圧迫感」、「締めつけられるような感じ」、「焼けつくような感じ」、「強い不快感」などといった訴えがしばしば認められます。また、左肩や左腕など、関連痛の発現する部位を頭に入れておくことも重要です。

15

胸

痛

運動などによる酸素消費量の増加によって胸痛が誘発される
ときは、労作性狭心症が疑われます。安静時にも胸痛があるとき
は、心筋梗塞に移行する可能性の高い、不安定狭心症の可能性が
高いです。心筋梗塞の胸痛は狭心症に比べて激しく、多くは冷や
汗、悪心、嘔吐などを伴います。痛みの持続時間も長く、ニトロ
グリセリンでは痛みがとれません。

Q8 胸痛があるときのケアは？

Answer 　　　衣服を緩めて安静にし、痛みを緩和します。必
要に応じて医師の指示に従って鎮痛薬を投与し、
痛みが和らぐような体位を工夫します。そのうえで、原因疾患に
応じたケアを行い、必要な治療が迅速に行えるよう準備を整えま
す。とくに急性の心筋梗塞では、迅速な対応が求められます。

　胸部には、生命にかかわる重要な臓器がたくさんあります。こ
のため、胸痛は患者の不安をかきたて、それがますます痛みをよ
ぶことがあります。背中をさすったり、患者の訴えに耳を傾けた
りしながら、不安の軽減に努めましょう。また、患者の家族も同
じように不安を感じているので、可能な範囲で病状を説明するな
ど、家族へのケアも忘れないようにしましょう。

16 呼吸困難

▶「息苦しいです」
▶「頑張らないと息ができません」

Q1 呼吸困難(呼吸不全)って何ですか?

Answer 呼吸がしづらい、息が苦しい、空気を吸い込めないといった、呼吸に関して苦痛を伴う症状を呼吸困難(呼吸不全)といいます。努力しないと呼吸ができない状態です。

Q2 呼吸困難が起こるメカニズムは?

Answer まずは、正常時の呼吸運動について考えてみましょう。

ヒトは意識しなくても、安静時には1分間に12〜20回程度の呼吸運動をしています(小児では呼吸数は成人より多く、また年齢が若いほど多くなります)。

これは、脳幹にある呼吸中枢とよばれる部分が、絶えず呼吸運動が十分かどうかをモニターし、身体の要求する酸素量に見合った呼吸運動が行われるように、コントロールしているからです。

走ったり、激しい運動をしたときなどに酸素が足りなくなると、呼吸中枢は胸郭運動を促すように命令を出します。その結果、息を深く吸い込むようになって吸気量、呼吸回数が増え、取り込む酸素の量が通常よりも多くなるのです。

141

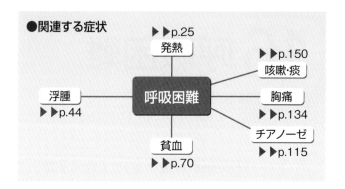

●関連する症状

発熱 ▶▶p.25

咳嗽·痰 ▶▶p.150

呼吸困難

浮腫 ▶▶p.44

胸痛 ▶▶p.134

チアノーゼ ▶▶p.115

貧血 ▶▶p.70

ところが、何らかの異常がある場合には、呼吸中枢が「呼吸運動を亢進させなさい」という命令を出しているにもかかわらず、酸素量が不足してしまい、「呼吸が十分ではありません」という情報が呼吸中枢に伝わることになってしまいます。

この食い違いが、呼吸困難として感じられるのです。

Q3 どんな時に呼吸困難が起こるの？

Answer 　呼吸が正常に行われるためには、①肺胞までの空気の出入りがスムーズであること、②肺胞壁でのガス交換に障害がないこと、③肺胞への血流が十分であることが必要です。これらに障害があると、呼吸運動を行っているにもかかわらず、動脈血中の酸素が不足して呼吸困難を感じます。

呼吸困難は、「急に起きる場合（急性）」と「徐々に起き持続する場合（慢性）」の2つに分けられ、1か月以上持続する場合は慢性の呼吸不全と診断されます。それぞれ、背景にある疾患が異なります。呼吸困難の多くは、呼吸器系に原因がありますが、とくに、急性呼吸困難は生死にかかわる場合が多く、早急に原因をつきとめて対処することが必要です。

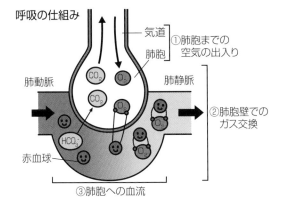

呼吸の仕組み

気道
①肺胞までの
空気の出入り

肺胞

肺動脈

肺静脈

②肺胞壁での
ガス交換

CO_2　O_2

CO_2　O_2

HCO_3^-

赤血球

③肺胞への血流

Q4 気道に原因がある急性の呼吸困難にはどんなものがあるの？？

Answer　代表的な疾患は、喘息の発作時（→p.156参照）です。喘息では気道のリモデリングにより、気道の粘膜腺の増加、気管支平滑筋の肥大が起こります。発作時には、気管支のまわりに浮腫が起こり、さらに肥大した気管支平滑筋が収縮して気管支の内腔が狭くなります。同時に、増加した粘液腺から過剰に産生された粘液が分泌され、気道が閉塞されてしまいます。

この状態では、入ってくる空気が減るだけでなく、肺胞内の空気が出て行きにくくなります。酸素が取り込めなくなるとともに、二酸化炭素が溜まり、呼吸が苦しくなるわけです。

また、異物が誤って気道に入ることによる窒息も、急性の呼吸困難を起こします。

Q5 Question
その他にはどんな呼吸器の異常で急性の呼吸困難が起こるの？

A nswer　肺血栓塞栓症（そくせん）が代表的です。長時間の座位や臥床によって下肢の静脈内で形成された大きな血栓が下肢の運動によって遊離して、肺動脈の太い枝に詰まり、肺に血液が行かなくなるために呼吸困難が起こります。

この他、肺炎によって肺胞内が滲出物で充満する場合、肺に孔が開き胸腔内に溜まった空気が肺を圧迫する気胸、肺胞内に水分が貯留する肺水腫などでも呼吸困難が生じます。精神的な原因で起こる呼吸困難としては、過換気症候群があります。

Q6 Question
呼吸器に原因がある慢性の呼吸困難にはどんなものがあるの？

A nswer　徐々に息苦しさが増していくのが、慢性の呼吸困難です。原因となる疾患の代表は、COPD（慢

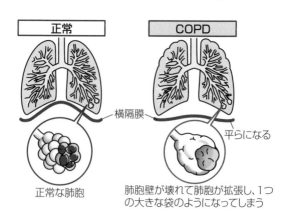

| 正常 | COPD |

横隔膜

平らになる

正常な肺胞

肺胞壁が壊れて肺胞が拡張し、1つの大きな袋のようになってしまう

性閉塞性肺疾患）で、なかでも多いのが肺気腫です。

(へいそく)

　健康な肺胞には、風船のような弾性があります。ところが、タバコなどの有害な粒子やガスを吸い込み続けると、異物を処理するために集まってきた白血球が肺胞壁を破壊してしまいます。その結果、肺胞の壁が次第に壊れて弾性がなくなり、空気の出し入れをしにくくなります。肺気腫では肺がしぼんで虚脱してしまうのを防ぐために重要なサーファクタントの産生も減少するので、肺は膨らみやすくなると同時にしぼみやすくなり、まだ肺胞に二酸化炭素の多い空気が残っているにもかかわらず、肺胞への入口が閉じてしまいます。肺胞の弾力性の低下は加齢によっても起こり、老人性肺気腫を引き起こします。慢性気管支炎では、気道に分泌物が貯留することで（p.143、図①）、間質性肺炎では肺胞壁が炎症によって肥厚することで肺胞の酸素が血管に届きにくくなること（p.143、図②）により、呼吸困難がみられます。

COLUMN

在宅酸素療法（HOT：Home Oxygen Therapy）

　COPDをはじめとする慢性呼吸不全の患者は、次第に呼吸機能が低下すると、これまでは入院して酸素吸入を受けなければなりませんでした。しかし現在では、空気中の酸素を濃縮できる酸素濃縮器を使用し、状態が安定していれば、自宅で酸素吸入を行いながら、ほとんど普段と変わらない生活を送れるようになりました。携帯型の酸素ボンベを使えば、外出も可能です。

　このように慢性呼吸不全患者のQOLは、在宅酸素療法によって大きく改善されました。

Q Question 7 呼吸器以外の原因で起こる慢性の呼吸困難にはどんなものがあるの？

A Answer 　慢性心不全も呼吸困難の原因となります。左心不全では肺のうっ血が起こるため、肺水腫になり、肺での酸素化が障害されて呼吸が苦しくなります。

　右心不全（うっ血性心不全）では、肺に血液を送る右心の働きが悪くなることで、肺に十分な血液を送ることができなくなります。すると、肺での酸素化が障害され、息苦しさを感じるようになります。この他、バセドウ病や貧血などによっても呼吸困難が生じます。

Q Question 8 呼吸困難はどうアセスメントするの？

A Answer 　まず、バイタルサインをとり、パルスオキシメータで動脈血酸素飽和度を測定して、すぐに対処が必要かどうかを判断します。呼吸困難のある患者では、通常酸素飽和度は減少し、90％以下を示します。ただし、高齢であったり、徐々に酸素飽和度が減少する場合は、90％以下になっても呼吸困難を訴えない場合があるので、注意しましょう。問診や観

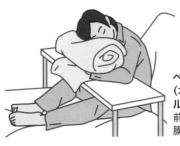

ベッド上での前屈位（オーバーベッドテーブルを使用）
前屈位になることで、横隔膜の運動効率がよくなる

察により、呼吸困難の程度や発生状況を把握し、呼吸困難の原因を推測するために必要な情報を集めます。

呼吸を観察するときのポイントは、「深さ」（深いか浅いか）、「回数」（増えているのか、減っているのか）、「リズム」（乱れはないか）の３つです。訴えがなくても、患者が「起座呼吸」（前ページ図参照）の姿勢を取っている時は、呼吸困難を起こしている可能性があります。

呼吸音を聞くことも重要です。連続しているのか、断続的なのか、どんな種類の音か、音の高低はどうか、こすれ合うような音はないか、などについて判断します。肺の解剖と照らし合わせて、どの部位でどのような呼吸音が聞こえるかについても記録してください。呼吸音の特徴は、呼吸困難の原因を推測するうえでとても役立つ情報となります（詳しくはフィジカルアセスメントのテキストを参照してください）。

また、気胸の場合は、胸腔に貯留した空気によって、気管の位置が偏位したり、息を吸うと胸郭がパンパンに張ります。このため気管の位置や胸郭の動きも観察するようにします。

Q 9 呼吸以外には何を観察するの？

A チアノーゼ（→p.115参照）、咳嗽・咳（→p.150参照）、発熱（→p.25参照）、意識障害（→p.350参照）、浮腫（→p.44参照）の有無をチェックします。既往歴を調べ、呼吸困難の原因疾患がないかも確認しましょう。

高血圧の既往がある人では心不全による呼吸困難の可能性があるので、浮腫や胸水がみられます。

慢性の呼吸困難ではバチ状指（→p.122参照）になることもあります。また、眼球結膜や爪の色を見て貧血の有無も確認します。

Q.10 呼吸困難の強さを示す指標はあるの？

Answer 　　　患者の自覚症状を量的にとらえる指標として
は、修正Borg scale（ボルグスケール）や、mMRC
（modified British Medical Research Council）などがあり、慢性
の呼吸困難の評価に用いられます。修正Borg scaleは患者に運動
負荷を与え、「0：何も感じない〜10：非常に強い」の11段階（0
と1の間には「0.5：非常に弱い」がある）で調べるものです。
mMRCは日常生活での活動レベルを「Grade0：激しい運動時の
みの息切れ〜Grade5：息切れがひどく外出できない」の6段階
で評価します。

Q.11 呼吸困難のときはどんな検査をするの？

Answer 　　　肺での血液酸素化能力をみるために、動脈血ガ
ス測定を行い、「動脈血酸素分圧（PaO_2）」、「動脈
血二酸化炭素分圧（$PaCO_2$）」を測定します。血液中の酸素と二
酸化炭素の量がわかり、呼吸困難の原因をある程度、推測できま
す。COPDや喘息では、酸素分圧が低くなると同時に、二酸化炭
素分圧も高くなります。一方、ガス交換そのものが障害されてい
るときには、酸素分圧、二酸化炭素分圧とも下がります。

　その他には血液検査や胸部X線検査、心電図が行われます。

Q12 呼吸困難のケアはどうするの？

Answer 息苦しさを訴える患者には、安静にして酸素消費量を減らし、起座位をとらせたり、側臥位で枕を抱かせるなど、楽な姿勢を保つようにアドバイスします。

呼吸困難が強い場合は、酸素吸入を行います。ただし、COPDの患者に高濃度の酸素を与えすぎると、二酸化炭素も蓄積してしまい、「CO_2ナルコーシス」に陥ることがあるので要注意です。

急性で重篤な呼吸困難では挿管して人工呼吸器の装着が必要になる場合もあります。挿管に必要な物品をいつでも使用できるよう準備し、人工呼吸器装着中は人工呼吸器の設定が適切かどうかを常に観察し、自分で痰を出せないので、定期的に吸引を行います。

また、喘息や慢性の呼吸困難に対しては禁煙などの生活習慣、家庭の生活環境、職場環境などを改善し、呼吸困難を悪化させるような要因を除くようにすることも大切です。

用語解説

CO_2 ナルコーシス

血液中のCO_2が高くなりすぎる（通常80mmHg以上）と、CO_2が中枢神経に対して麻酔効果を現し、そのために呼吸が抑制された状態を、CO_2ナルコーシスといいます。

COPDの患者は、呼気が障害されて残気量が増加しているので、もともと血液中のCO_2は増加する傾向にあります。それに加え、低酸素を補うために努力呼吸を行っています。このような場合に、安易に酸素を投与して動脈血中の酸素分圧を上げすぎると、身体はもう努力して呼吸をする必要がないと判断し、換気を低下させてしまいます。すると、ますますCO_2が蓄積し、CO_2ナルコーシスを起こして呼吸抑制をきたすことがあります。

17 咳嗽・痰

▶「咳が出ます」
▶「痰がからみます」

Q1 Question 咳って何ですか？

Answer まず、咳が出るのはどんなときか考えてみましょう。食事中にむせることがありますね。これは、食べ物が誤って気道に入り、それを出そうと咳込むのです。

つまり咳は、気道内の異物を体外に排出しようとする働きなのです。

Q2 Question 風邪のときに咳が出るのはどうして？

Answer 気管支炎や肺炎などで気道に炎症が起きると、分泌物が増えます。それを体外に出そうとして咳が出ます。

Q3 Question 咳のメカニズムは？

Answer 咳は、肺の中の空気を爆発的に一気に外に吐き出す運動です。速い空気の流れに乗り、気道中の異物を吐き出すのです。

咳は、次のようなメカニズムで起こります。まず、異物を吐き出すのに必要な空気を肺に吸い込みます。これを吸入相といいま

●関連する症状　▶▶p.115

チアノーゼ

胸痛　　　　　　咳嗽・痰　　　　　発熱
▶▶p.134　　　　　　　　　　　　▶▶p.25

呼吸困難
▶▶p.141

す。

　次に、声門を閉じ、吸い込んだ空気を肺に溜めます。呼気に関
係する筋肉を収縮させて閉じ込めた空気に圧力をかけ、気道や肺
の内圧を高めます。これを加圧相といいます。風船を膨らませて
口を閉じ、外から圧をかける様子を想像してください。

　最後に、声門を開けます。すると、圧が高まっているので空気
は一気に排出され、気道にあるものも一緒に体外に吐き出されま
す。これが呼出相です。風船の口を開けたときに、勢いよく空気
が出るのに似ています。

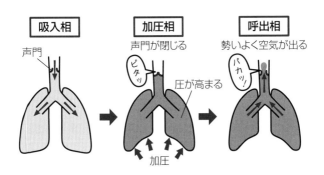

吸入相	加圧相	呼出相
声門	声門が閉じる	勢いよく空気が出る
	ピタッ	パカッ！
	圧が高まる	
	加圧	

Q4 咳のスピードは？

Answer 　1秒間に10〜25mです。100mを4〜10秒ですから、すごい速さです。

Q5 何が咳を起こすの？

Answer 　気道に異物が入ると、粘膜が刺激されます。異物による刺激には、触れたものの化学的な性質によるものや、機械的なもの、炎症が起きたことによるものなどがあります。

　たとえば、ミカンを食べているときに汁が誤って気道に入ると、ヒリヒリして咳き込みます。これは酸による刺激です。また、冷たい空気を吸い込んだときに、それが刺激になって咳が出ることもあります。

Q6 どこで刺激を感じるの？

Answer 　咳を起こす中枢は、延髄の咳中枢にあります。先に述べたようないろいろな刺激が気道粘膜にある受容体を刺激し、それが咳中枢に伝わります。そこから咳に関係する筋肉に「咳を出しなさい」という命令が出て、咳が起こります。

Q7 痰って何ですか？

Answer 　気道の分泌物のことで、通常は咳によって喀出されます。

Q8 Question 気道の中はどうなっているの？

A Answer 気道の内側は粘膜でおおわれ、その表面は粘液で湿っています。気道の上皮には線毛があり、気道の奥から入口に向かって運動しています。

吸気と共に吸い込まれた異物は、粘液に吸着され、線毛の運動によって口のほうに送られます。

運動会の大玉送りのイメージでいうと、頭上の大玉が異物で、両腕が線毛です。普通はこうして異物を気道の外に出しているのです。

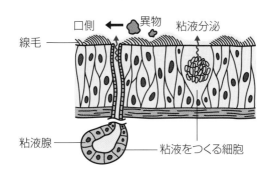

口側 ← 異物　粘液分泌
線毛
粘液腺　　粘液をつくる細胞

Q9 Question どんなときに痰が出るの？

A Answer 線毛の運動によって口まで送られた粘液や異物は、通常は唾液と一緒に飲み込まれてしまいますが、気道内の分泌物が過剰になると、気道の粘膜が刺激されて咳が起こり、痰として喀出されます。粘液の産生増加、病原性微生物の侵入や気道の炎症による滲出液などにより、分泌物が増えます。

Q 10 咳や痰と疾病との関係は？

Answer 　咳嗽や痰がみられる疾患の代表は、呼吸器の感染症（肺炎や気管支炎）です。風邪などで気道や肺の炎症があるときに咳や痰が出るのは、自分自身の経験からすぐに思い浮かぶでしょう。

　それ以外にも、慢性の肺うっ血や肺水腫、気管支拡張症、慢性気管支炎、喘息などでも、咳嗽や痰がみられます。

Q 11 肺うっ血や肺水腫でどうして痰が出るの？

Answer 　肺うっ血は肺の血液の流れが滞っている状態、肺水腫は肺胞内に水が溜まっている状態です。肺うっ血が持続すると、血管内圧の上昇によって肺胞の毛細血管内の水分が漏れ出し（→p.49参照）、肺水腫を起こします。慢性的な肺うっ血では、鉄さび色の痰やピンク色の痰が喀出されることがあります。どうしてこんな色になるのでしょうか。

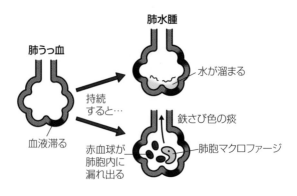

　肺の中には、肺胞まで侵入した異物を処理するために肺胞マクロファージという食細胞が存在しています。うっ血が続くと、漏出性出血（→p.61参照）が起こり、血管から漏れ出て肺胞に入り込んだ赤血球を、この肺胞マクロファージが食べてしまいます。赤血球は肺胞マクロファージの中で分解され、ヘモグロビンからヘモジデリンという褐色の色素が作られます。このマクロファージが喀痰中に排出されるため、痰が鉄さび色になるのです。赤血球がそのまま痰に混入する場合はピンク色になります。

　慢性的な肺うっ血の原因としては、左心不全が代表的です。

Q12 気管支拡張症ってどんな疾患？

A nswer 　　　高齢者によくみられる疾患です。本来なら、先に行くほど細くなる気管支が、円筒状になったり

COLUMN

痰で病気がわかる？

　喀痰を採取して行う喀痰検査には、顕微鏡検査、細菌学的検査、細胞診があり、その結果から病気を推測することができます。顕微鏡検査では、好酸球が多ければアレルギー性疾患が、クルシュマンらせん体やシャコールライデン結晶が見られたら気管支喘息が、褐色の色素をもつ細胞が見られたら慢性肺うっ血が、それぞれ疑われます。

　痰にグラム染色やチールネルゼン染色を行えば、細菌や結核菌の有無がわかります。喀痰を培養すれば、肺炎の原因微生物を特定することができます。細胞診では異型性のある細胞が検出された場合は肺癌の疑いがあるため、肺癌のスクリーニングに用いられています。

袋のように広がったりします。すると、溜まった痰が排出されにくくなり、細菌感染が起こりやすくなります。

Q13 喘息ってどんな疾患？

Answer 喘息では、粘液腺の増加や気管支平滑筋の肥大が起こって気道がせまくなり、粘膜は刺激に敏感になっています。発作時にはさらに気管支平滑筋の収縮によって気道が狭窄し、粘液でふさがって息を吐けない状態になります。ゼーゼーという喘鳴が特徴です。粘液を多く含んだ、透明でどろりとした痰が出ます。

痰を顕微鏡で見ると、粘液が固まってできたクルシュマンらせん体や、好酸球に由来するシャコールライデン結晶がみられます。

正常な気道断面	喘息の気道断面

正常な気道断面：粘液腺／気管支平滑筋／軟骨

喘息の気道断面：浮腫／気道狭窄／粘液／肥大した気管支平滑筋／粘液腺増加

Q14 咳と痰の観察のポイントは？

Answer まず咳については、痰を伴う（湿性咳嗽）か、伴わない（乾性咳嗽）かをチェックします。気管支炎では、炎症が気道の上部に留まっているうちは乾性咳嗽で

も、炎症が進むにつれて湿性咳嗽に変化することがあります。

　また、痰があるようなら、痰の性状や量を観察し、原因を考えます。膿性でどろどろしている痰は、白血球を多く含んでいるためで、細菌による感染症が疑われます。逆に、さらっとした痰は、肺うっ血や肺水腫によるものと考えられます。気管支喘息の発作時や慢性気管支炎では、粘液状になります。

　次に、何が咳嗽の引き金になったのかをチェックします。「いつ」「どんな時に」咳が出て、「どれくらい続いているか」などを聞き、何が刺激なのかを見極めます。

　肺炎の原因がアレルギーというケース（過敏性肺臓炎→用語解説参照）も少なくありません。日本では、空調や加湿器の中のカ

過敏性肺臓炎

　環境中に存在する特定の物質を頻繁に吸入することにより、その物質に対するアレルギーが成立し、再びその物質を吸入すると発症する肺炎をいいます。感染症ではないので抗菌薬ではよくなりません。慢性化すると治療が難しくなるので、何度も原因不明の肺炎を繰り返す場合は過敏性肺臓炎を疑い、早く原因を特定して、環境中から取り除くことが重要です。

　原因になる物質は、真菌や動物の糞中のタンパク質などです。日本に多いのは、夏型過敏性肺臓炎、空調肺です。原因になる真菌は気温が高いとよく増殖するため、夏に起こることが多いです。

　そのほかに有名なものとしては、牧草についた真菌が原因になる農夫肺、ハトの糞が原因になる鳩愛好家肺などがあります。職業や動物の飼育に関連し、原因物質を吸入する機会の多い人達に集中して発生するので、この名前がつけられてています。

ビ、動物の糞などが原因のことが多いので、職業やペットの飼育の有無、住環境などについても詳しく尋ねましょう。

　熱があるかどうか、大量の痰で気道が狭くなって呼吸困難（→p.141参照）やチアノーゼ（→p.115参照）を起こしていないかを確認することも重要です。また、聴診器を当て、呼吸音を聞き、呼吸音の特徴についてもチェックしましょう。

Q15 ケアのポイントは？

A nswer　咳は一種の運動なので、続くと体力を消耗します。場合によっては、就寝中に咳が出て睡眠を妨

COLUMN

ネブライザー

　気道に侵入した粒子が肺胞まで到達するには、その大きさが5μm以下とかなり小さい必要があります。

　ネブライザーは、薬液を超音波などで振動させて小さな粒子（エアロゾル）にすることにより、気道の奥まで到達させる装置です。喀痰があったり痰の出にくい患者では、ネブライザーを使って痰を出しやすくする薬剤を吸入することがしばしばあります。

　ところが、ネブライザーの回路が微生物によって汚染されていると、細かい粒子を気道の奥まで到達させるという長所が、逆に気道の防御システムを素通りして直接肺の奥まで微生物の侵入を許してしまうことにつながりかねません。実際に、ネブライザーを介して感染症が伝播されたという報告もあります。ネブライザーを使用する場合には、薬液、回路の管理には十分注意しなくてはなりません。

げることもあります。このように生活に支障をきたすような咳では、誘因を除き、必要に応じて薬剤で咳を鎮めて苦痛を和らげることが必要です。

　咳に痰が伴うときは、痰が取れると咳も治まるので、呼吸筋の運動、ネブライザーの使用、体位ドレナージ、去痰薬の服用など、痰の喀出を促すケアをします。また、水分を十分に取り、適度な湿度を維持することによって気道の乾燥を防ぐことも忘れないようにしましょう。

18 嗄声

▶「声がかすれます」

Q1 嗄声って何ですか？

Answer 「かれた声」や「かすれ声」というような、声の音色に関する異常を、嗄声（させい）といいます。

Q2 声が出る仕組みはどうなっているの？

Answer 声は、肺から出る呼気が声帯を振動させることによって生じる音です。声帯は、喉頭（こうとう）にあり、甲状軟骨の内側に位置しています。

声を出すときには、声帯は細いすき間を残して閉ざされます。ここを呼気が通るときに声帯が振動し、それが喉頭や咽頭（いんとう）で共鳴して音になるのです。草笛が鳴るのと同じ原理です。声帯の閉じ方が不完全だと声帯がうまく振動せず、声がかすれます。これが嗄声です。

●関連する症状

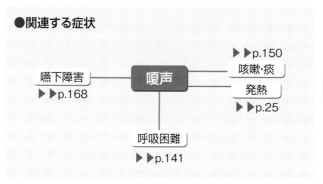

▶ ▶p.150
咳嗽・痰

発熱
▶ ▶p.25

嚥下障害
▶ ▶p.168

呼吸困難
▶ ▶p.141

嗄声

18

嗄
声

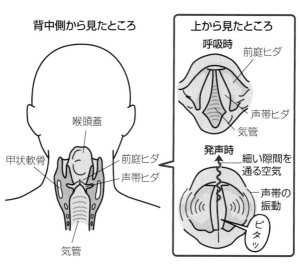

背中側から見たところ

喉頭蓋

甲状軟骨

前庭ヒダ

声帯ヒダ

気管

上から見たところ

呼吸時

前庭ヒダ

声帯ヒダ

気管

発声時 細い隙間を
通る空気

声帯の
振動

ピ
タ
ッ

Q3 Question 声帯が完全に閉じるために必要な条件は？

Answer

次の3つの条件が揃うことが大切です。

① 声帯の形状に異常がないこと。

② 声帯の開閉を行う筋肉が正常に収縮すること。

③ ②の筋肉を支配する神経に異常がないこと。

Q4 Question 声帯の筋肉を動かす神経は何ですか？

Answer

声帯の動きは複数の筋肉（喉頭筋）によって行われていますが、それらの大部分が、反回神経（下喉頭）によって支配されています。反回神経は、第10脳神経である迷走神経から枝分かれしたものです（→p.164参照）。声帯がきちんと閉じたり開いたりするのは、反回神経を通して声帯に分布する筋肉が収縮するからなのです。したがって、反回神経に異常があると、声帯の開閉が障害されて嗄声が生じます。

Q5 Question 嗄声が起きる原因は？

Answer

嗄声の原因は、「声帯の器質的異常（声帯の形態が変化する場合）」と「声帯間の異物」、「反回神経の障害」に分類されます。まず、声帯の器質的異常から説明します。

風邪をひいたときに、声がかすれた経験があると思います。風邪の多くは、ウイルス感染による上気道の炎症です。喉頭が炎症を起こすと、声帯の粘膜にも充血や浮腫が起こり、声帯がぴった

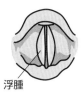

浮腫

風邪のとき　　　声帯ポリープ　　喉頭癌（声門型）

りと閉じなくなります。そのため、声がかすれるのです。

　過度の喫煙や飲酒で声がかすれるのは、ニコチンなどの有害物質が喉頭粘膜に作用し、声帯の粘膜に慢性的に炎症が起きている状態です。声帯に腫瘍が形成された場合も、閉鎖が障害されま

用語解説

喉頭癌..............

　喉頭に発生する悪性腫瘍。60歳以上の高齢者に発生することが多く、男性の発生頻度は女性の約10倍と、圧倒的に男性に多いがんです。

　喫煙や大気汚染、過度の発声や慢性の炎症が原因だと考えられています。ほとんどが扁平上皮癌です。

　発生部位により、声帯に発生する声門型、声門上部型、声門下型に分けられ、それぞれリンパ節転移や治療法、予後が異なっています。多いのは声門型で、比較的早くから嗄声が出現します。次いで多いのは声門上型です。症状としては、嗄声よりも、喉の異物感や嚥下痛がみられます。声帯は軟骨で囲まれ、リンパ管が乏しいので、早期に発見できれば放射線照射によって治癒が期待できます。しかし、進行したものでは、喉頭の部分切除や摘出が必要になります。

す。代表的な例は、歌手のように声を出す機会が多い人にみられる、声帯ポリープです。大きな声を出して声帯が過度に緊張したり、声帯を振動させている状態が続いたりすると、声帯が炎症を繰り返し、これがポリープの原因になると考えられています。声帯を好発部位とする喉頭癌も、嗄声の原因になります。

「声帯間の異物」は、誤って吸気時に気道に誤嚥された食物などが声帯をふさぐ場合です。

Q6 反回神経の障害って何ですか？

Question

延髄の疑核を経由して、迷走神経として脳を出ます。その後、迷走神経は図のように左右の頸動脈に沿って下行し、右側は鎖骨下動脈の位置で分岐して右反回神経に、左側は大動脈弓の高さで分かれて左反回神経になり、大動脈

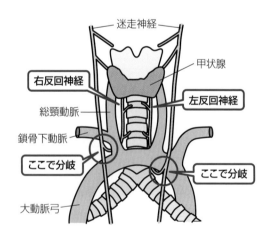

迷走神経

甲状腺

右反回神経

左反回神経

総頸動脈

鎖骨下動脈

ここで分岐

ここで分岐

大動脈弓

弓を前から後ろに回り込んで気管と食道の間を上行して喉頭へ向かいます。このように、脳を出てから反回神経として喉頭筋に至るまでに長い走行路をもつため、その途中に食道癌や肺癌、大動脈瘤などの病変があると、反回神経が障害されることがあります。甲状腺の手術や気管内挿管で反回神経を傷つけてしまうこともあります。

また、延髄の疑核の神経細胞に障害がある場合も、喉頭筋の運動が障害されて嗄声や嚥下困難が生じます。原因としてALS（筋萎縮性側索硬化症）や脳腫瘍、脳血管障害などが考えられます。

COLUMN

食道発声と人工喉頭

喉頭癌などで喉頭をすべて摘出してしまうと、声を出すことができなくなってしまいます。そのようなときに声を出す代替手段として、食道発声と人工喉頭があります。

食道発声とは、「ゲップ」が出る仕組みを利用して、食道内に取り込んだ空気をうまく逆流させながら、食道入口部の粘膜のヒダを声帯の代わりに振動させて音声を発生する方法です。

人工喉頭は、器具を埋め込んで呼気を利用して発声するものや、声帯の代わりに電気式の音源を顎の下辺りに押し当てて発声するものなどがあります。現在はパソコンなどのチャット機能を利用している人もいます。

Q7 嗄声はどうやって アセスメントするの？

A nswer まずは、本当に嗄声なのかどうかを確認します。難聴などの聴力障害がある場合、言葉が出にくくなることがあります。嗄声であれば、以下の点を確認し、原因を推測します。

① どのような状況で起きたのか（急性か慢性か）

② 声のかすれ方はどうか（重苦しい、出すのがつらそうな声か、ガラガラ声か、金属的な響きはないか）

③ 嗄声以外の病状はないか（風邪ではのどの痛みや熱、咳があり、異物を飲み込んだ時には呼吸困難がある。食道癌や延髄の障害の場合は、嚥下障害を伴うことがある）

④ 生活習慣や環境はどうか（喫煙や飲酒の習慣、カラオケなどの趣味、大気汚染にさらされていないか）

⑤ 職業（歌手や教師など、声を使う職業ではないか）

⑥ 既往歴（甲状腺疾患などで反回神経を傷つける可能性のある手術を受けたことはないか）

　これらによって原因を絞り込むことができたら、胸部X線検査、血液検査など必要な検査を行います。

Q8 嗄声はどうやってケアするの？

A nswer 喉頭の炎症が原因のときは、熱いものや刺激物、アルコールやタバコを控えるように指導します。無理をして声を出すと炎症が長引くため、小声で話す、筆談を利用するなど、できるだけ声帯を休めます。炎症を抑える薬剤をネブライザー（→p.158参照）を用いて投与することもありま

す。

　異物を飲み込んでいるときは、ただちに喀出させます。

　嗄声は軽くとらえられがちですが、喉頭癌や食道癌が原因で起こることもあります。原因がわからないときには、詳しい検査を受けるように勧めることが必要です。

　また、声がうまく出ないと、さまざまな不便がつきまといます。コミュニケーションの仕方を含め、生活上の工夫をアドバイスしましょう。

19 嚥下障害

▶「食べ物がうまく飲み込めません」
▶「食べるとむせます」

Q.1 嚥下障害って何ですか？

Answer 食物を口に入れ、噛み砕いてからゴクンと飲み込み、食道を通って胃の中に行くまでの過程を、「嚥下」といいます。そのどこかに障害があり、「飲み込みにくい」「むせる」「つかえる」などと嚥下がうまくいかないことを、嚥下障害（嚥下困難）といいます。

Q.2 嚥下にはどの器官がかかわるの？

Answer 嚥下にかかわる器官などの名称と位置を確認しておきましょう。とくに口腔、咽頭、喉頭、食道、喉頭蓋は重要ですので、しっかりと部位を覚えてください。

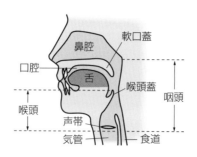

●関連する症状

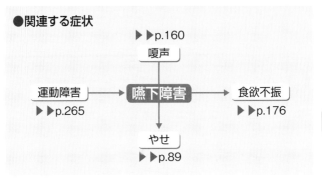

嗄声
▶▶p.160

運動障害
▶▶p.265 → 嚥下障害 → 食欲不振
▶▶p.176

やせ
▶▶p.89

Q.3 嚥下のプロセスはどうなっているの?

A nswer 嚥下は、「口腔期」「咽頭期」「食道期」という3つのプロセスに分かれます。

口腔期は、食物を口に入れて咀嚼し、飲み込める状態にして咽頭に送るところまでをいいます。口腔期は、意識して行う随意運動です。

咽頭期は、咽頭に送り込まれた食物を食道の入り口まで移送する過程です。これは随意運動ではなく、嚥下反射によって行われます。

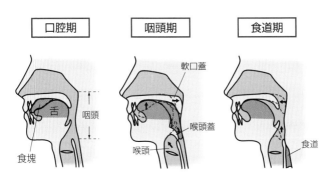

口腔期　　　　咽頭期　　　　食道期

軟口蓋

舌　咽頭

喉頭蓋

食塊　喉頭　食道

食道期は、食道に入った食物を蠕動運動によって胃まで送る過程です。

Q4 口腔期に重要なことは何ですか？

Answer 食物を飲み込める大きさに噛み砕くためには歯が必要ですし、頬の筋肉（咀嚼筋）も使います。食物が口腔内からこぼれないように、口唇をきちんと閉じることも大切です。とくに舌の運動は重要で、食塊を咽頭に送り込むには、舌の先端である舌尖が上顎にくっつくことが必要です。

Q5 咽頭期のメカニズムは？

Answer 咽頭に送られた食物を食道に送り込む際は、舌が上顎（口蓋）にしっかりと付きます。舌骨が上方へ引き上げられ、軟口蓋も上がって咽頭と鼻腔の間をふさぎ、食物が鼻腔に入らないようにします。

続いて、咽頭が前上方に移動し、喉頭蓋が喉頭の入り口にふたをするように倒れます。これによって気道がふさがり、代わりに咽頭の後方にある食道入口部が開き、そこに食物が送られます。

試しに、のど元に指をそっと当てた状態で、唾を飲み込んでみてください。喉頭が上がるのがわかるはずです。

咽頭期には咽頭と鼻腔の間、気道の入り口がふさがれているため、呼吸は停止しています。

気道に食物が入るのを防ぐこれらの一連の舌、舌骨、咽頭の動きは嚥下反射とよばれ、舌咽神経、迷走神経がかかわっています。嚥下反射の中枢は延髄にあります。咽頭期には口唇が閉じていることも重要です。

Q.6 嚥下障害が起こるメカニズムは？

Answer 　嚥下障害は、これらの過程のどこかに障害があることによって起こります。

　口腔期の障害としては、舌がうまく動かないことが考えられます。舌がうまく動かないと、食物を咽頭に送ることができず、食物が口腔内に残ってしまいます。唾液の減少も食物のスムーズな移動を妨げます。

　咽頭期では、軟口蓋と喉頭蓋という2つのふたがうまく閉じるかどうかがポイントです。軟口蓋が閉じないと、食物が鼻に逆流します。喉頭の動きが悪いと、喉頭蓋による気道の閉鎖や食道入口部の開きが不十分になり、食物が食道ではなく気道に入ってしまう、「誤嚥（ごえん）」が起こります。また、咽頭の筋肉の動きが悪いと、咽頭に食物が残り、これも誤嚥の原因になります。

　食道期には、蠕動運動をつかさどる食道括約筋の働きが低下することによって通過障害が起こったり、胃に入った食物が逆流することがあります。また、食道の狭窄がある場合にも、食物の通過障害が起きます。

Q.7 嚥下障害を引き起こす疾患は？

Answer 　口腔から食道の間に腫瘍による狭窄があると、通過障害が起きます。代表的な疾患は、食道癌です。

　歯の喪失や加齢によって咀嚼能力が低下すると、食物を細かくすることができなくなり、口腔期の障害をもたらします。

　また、ALS（筋萎縮性側索硬化症）や重症筋無力症などの神経系の疾患、脳出血や脳梗塞の後遺症で、嚥下に関係する筋肉を支配する神経が麻痺することがあります。すると、口唇がきちんと

閉じないために食物がこぼれ落ちる、舌や喉頭をうまく動かせないなど、口腔期や咽頭期の問題を生じます。

さらに、疾患ではありませんが、加齢による咽頭筋や食道括約筋の筋力の低下、嚥下反射の低下によっても、嚥下障害がおこります。加齢や服用している薬の副作用による唾液分泌の減少も、嚥下に影響を及ぼします。高齢者に嚥下障害が多くみられるのは、このためです。

Q8 嚥下障害はどうやってアセスメントするの？

A Answer 　嚥下障害で最も問題になるのは、誤嚥です。誤嚥は以下に述べるように、3つのタイプに分けられます。それぞれ、嚥下のプロセスのどこに問題があるかが異なります。

①**嚥下前誤嚥**：まだ飲み込む準備ができていないうちに食物が咽頭に達してしまうもので、口腔期に障害があります。

②**嚥下中誤嚥**：喉頭蓋が十分に閉じないために、食物が気道に入ってしまう状態です。鼻から食物が出てくるときは、咽頭と鼻腔の間の軟口蓋がうまく閉じていないと考えられます。

③**嚥下後誤嚥**：食物を飲み込んだ後で起こる誤嚥です。咽頭の筋肉の働きが悪く、嚥下圧が十分にかからないと、食物が咽頭に残ってしまいます。そのため、「のどに何か引っかかる感じ」があります。また、食道の通過障害があったり、胃から食道への逆流が起こる場合も、嚥下後誤嚥につながります。原因としては、食道や食堂周囲に腫瘍があったり、食道括約筋の働きに問題があることなどが考えられます。

食事中に患者がむせたら、「どの時点でむせたか」をみることで、

誤嚥のタイプを判定して原因を推測します。飲み込む前なら嚥下前誤嚥、飲み込んでいる途中なら嚥下中誤嚥、飲み込み終わってからや、食事以外のときなら嚥下後誤嚥であると判断できます。

　食事の前後の気管・肺の呼吸音の比較も有用です。嚥下障害の簡易的な評価方法としては、反復唾液嚥下テスト（RSST、30秒間にできるだけ多くの唾液を嚥下してもらい、その回数をみるもの）、水飲みテスト（MWST、冷水3mLを口腔前庭に注いで、嚥下してもらったときの嚥下の様子を見るもの）、フードテスト（ティースプーン一杯のプリンなどを嚥下してもらったときの様子をみるもの）があります。

　検査としては、X線透視下で贈造影剤を飲み込んでもらう嚥下造影検査（VF）や鼻腔から内視鏡を挿入して、直接嚥下の様子を観察する嚥下内視鏡検査（VE）が行われ、正確な嚥下機能の評価にはこれらの画像検査が必要です。

Q9 嚥下障害を発見する糸口は？

Answer　患者に食物を飲み込む時の感じを尋ねたときに、「飲み込みにくい」「飲み込むときに痛みがある」「食事中によくむせる」「のどに引っかかる」「鼻に戻ってくる」「口の中に残る」「胸焼けする」「口の中に戻ってくる」「酸っぱい味がする（胃から逆流した食べ物に胃酸が混じっているため）」などのような訴えがあれば、嚥下障害を疑います。

　ただし、神経疾患のように誤嚥が起こっていても「むせ」が起きない場合もあります。また、睡眠中や意識障害のときなど、本人が気づかない間に誤嚥が起こっていることもあります。頻繁に発熱や肺炎を繰り返すときには、誤嚥を疑います。

Q 10 嚥下障害のケアは？

Answer 　　　　医師、言語聴覚士、管理栄養士などと連携しながら、嚥下障害のタイプに応じた食事の工夫、専門的な訓練とケアを行います。食事の前には、口腔マッサージや嚥下体操を行います。

　食事のときの姿勢も重要です。基本的には座位にし、臥床している場合は、ベッドを30度に挙上します。枕などを利用して身体の軸をまっすぐにし、足の裏が平らな面につくようにします。口の中に食物が残るときには頸部を少し後ろに反らせ、なかなか飲み込めない場合は少し前屈させます。胃からの逆流が疑われる場合は、食事後もしばらく身体を起こした状態を保ちます。片麻痺の患者には、健側に食べ物を入れます。いずれの場合でも、嚥下したこと、口腔内に食べ物が残っていないか確認します。

　誤嚥があると、食べ物が気道から肺に入り、肺炎を起こすおそれがあります。口腔ケアによって口の中をきれいに保ち、リスクを少なくすることが重要です。

Q 11 食べやすい食物や食べ方ってあるの？

Answer 　　　　食事の内容や形状については、栄養士に相談してアドバイスをもらいましょう。咀嚼に問題があるときには、やわらかく調理するなどの工夫をします。飲み込みに問題があるときは、のどにくっつくような食品を避け、とろみをつけたりします。

　また、嚥下障害があると食物を十分に取れず、栄養状態が悪くなります。少量でも栄養価が高い栄養補助食品を検討し、体重を

こまめに測るなどして注意をします。水も飲めない状態では脱水になりやすいので、水分補給に気をつけましょう。

不顕性誤嚥 ....

　誤って気道に物が入ると、普通はむせ（咳）が起こって誤嚥した物を吐き出そうとします。これに対して不顕性誤嚥とは、文字どおり、気づかないうちに起こる誤嚥をいいます。したがって、むせは起こらず、誤嚥した物が排出されずに気道内に吸引されたままになってしまいます。

　不顕性誤嚥が起こる原因としては、加齢に伴って食道を横隔膜に固定している靭帯が緩み、胃から食道に食べ物が逆流しやすくなる場合が考えられます。高齢者では、臥床している場合が多いので、さらに胃内容の逆流が起こりやすくなり、不顕性誤嚥につながる可能性が増加します。原因不明の発熱がある場合は、不顕性誤嚥を疑ってみましょう。

COLUMN

嚥下訓練

　嚥下障害では、適切なリハビリテーション、すなわち嚥下訓練を行うことにより、嚥下機能を高めたり、誤嚥を防止することが可能です。嚥下機能と同時に口腔機能を高めることも重要なので、通常は摂食・嚥下訓練として実施します。訓練の方法としては、冷たいもので口周辺やのどをマッサージするアイスマッサージ、頬や顎、唇、舌のマッサージや運動をする、空嚥下をする、自助具を用いるなどがあり、障害の種類に応じて適切な方法を選択します。パタカラ体操など、楽しみながら摂食や嚥下に関する筋肉も鍛えるものが工夫されています。

20 食欲不振

▶「おなかが減りません」
▶「食べてもおいしくありません」

Q1 食欲不振って何ですか？

Answer 　食べたいという欲求が低下した、またはなくなった状態を、食欲不振といいます。

Q2 食欲をコントロールしているのはどこ？

Answer 　食欲は、視床下部にある摂食中枢と満腹中枢によって調節されています。摂食中枢が刺激を受け

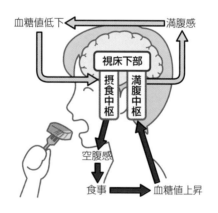

血糖値低下　　　　　　　　　　　　　満腹感

視床下部

摂食中枢　　満腹中枢

空腹感

食事　━━▶　血糖値上昇

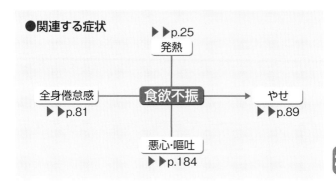

●関連する症状

▶▶p.25
発熱

全身倦怠感　　食欲不振　　　　→ やせ
▶▶p.81　　　　　　　　　　　　▶▶p.89

悪心・嘔吐
▶▶p.184

ると、「食べたい」という意欲が起こります。満腹中枢が刺激を
受けると、「おなかがいっぱい」と感じ、食欲が低下します。

　これらの中枢をコントロールしているものの1つが、血糖値で
す。血糖値が下がると、脂肪組織に蓄えられていた脂肪が分解さ
れて血液中に脂肪酸が増えます。すると、それが摂食中枢を刺激
して食欲が起こります。また、胃の中が空っぽになると、自律神経
である内臓神経から摂食中枢に信号が伝わり、食欲が湧きます。

　また、絶食をすると胃で産生されるグレリンというホルモンの
血液中の濃度が上昇します。グレリンは下垂体に働いていて、成
長ホルモンを分泌させるとともに視床下部に作用して食欲を刺
激します。

Q3 食欲低下の原因は？
Question

A　　　　　大きく分けて3つの原因が考えられます。1つ
nswer　　は、内臓に何らかの異常がある場合です（内臓性
食欲不振）。また、精神的な原因や、食欲をつかさどる摂食中枢
や満腹中枢に異常がある場合にも、食欲不振になります（中枢性

食欲不振)。さらに、ビタミンやホルモンなどの身体に必要な栄養素や物質が欠乏している場合にも、食欲不振になります（欠乏性食欲不振)。この他、食事をとるときの環境も間接的に食欲に影響を及ぼします。

Q4 Question どうして内臓に異常があると食欲不振になるの？

Answer 胃をはじめとして消化管に異常があると、消化酵素の働きが鈍って食物がうまく消化されず、腸管内に停滞します。便秘や腹部膨満感がある場合にも、蠕動運動の低下によって食物が腸管内に停滞しています。その結果、消化管が膨満すると、これが迷走神経を介して満腹中枢を刺激し、食欲の低下が起こります。感染性胃腸炎では、嘔吐や嘔気が食欲を低下させます。

また、心不全（とくに右心不全）では、消化管のうっ血が粘膜の浮腫を引き起こすために、食欲不振をまねくといわれています。

肝臓や腎臓の疾患でも、食欲不振になります。肝疾患では解毒作用の低下によって血液中に有害物質が増え、それが食欲を低下させると考えられます。腎疾患の際の食欲低下は、濾過機能の低下による老廃物の蓄積、再吸収の障害による電解質代謝などの障害の結果であるとされています。

風邪をひいて熱が出ると食欲がなくなるのは、炎症細胞が産生するインターロイキン-1というサイトカインが視床下部の摂食中枢に働くためです。食欲を抑えて、消化に向けるエネルギーを免疫系に集中させるという目的があるといわれています。がん患者で食欲が低下するのは、がん細胞が食欲を低下させる物質を産生したり、抗がん剤や麻薬の副作用、精神的要因が関係している

と考えられています。

　この他、口内炎、歯痛、舌苔^{（ぜったい）}などの口の中の異常は、味覚の障害や不快感を介して摂食中枢を抑制します。

Q5 精神的な原因で食欲不振になるのはどうして？

Answer　食欲は、生理的な欲求の1つです。うつになると、何もする気が起きず、その延長線上で食欲も湧かないことがあります。また、精神疾患があると、「食物に毒が入っている」などの妄想を抱いて食欲が低下する場合があります。仕事や物事に熱中して興奮状態が続いているときには、交感神経が緊張しているので消化機能が低下し、食欲が起きないこともあります。

　夏の暑さで食欲が落ちるのは、食べると代謝によって熱が発生するため、食べる量を減らして熱の産生を抑えようとしていると考えることができます。反対に秋から冬には、食欲が湧きます

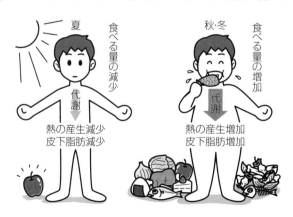

夏　食べる量の減少　代謝　熱の産生減少　皮下脂肪減少

秋・冬　食べる量の増加　代謝　熱の産生増加　皮下脂肪増加

ね。これは、食べることによって身体を暖め、断熱効果のある皮下脂肪を蓄えようとするためだと考えられます。

　脳血管疾患や脳腫瘍などによる頭蓋内圧亢進は、摂食中枢を抑制して食欲不振を起こすと考えられています。

用語解説

脚　気

　脚気は、ビタミンB₁の欠乏で起こる病気で、とくに神経系、循環器系、消化器系に症状が現れます。症状としては、血圧の低下、食欲不振、吐き気や便秘、手足のしびれやむくみがみられます。脚気になると、膝蓋腱反射（ハンマーで膝をたたいたときに下腿が上がる反射）がなくなるので、診断によく使われます。進行すると、痛みや知覚の消失のために歩行困難をきたしたり、心肥大によって突然の呼吸困難に襲われることもあります。

　日本人の主食である米は、玄米の状態ではビタミンB₁が豊富に含まれていますが、精米すると失われてしまいます。そのため、精米が主食で副食をあまり取らないような状況ではしばしばビタミンB₁が不足し、原因がわかるまではとてもおそれられていました。栄養状態の改善によって今ではほとんどなくなりましたが、その一方で、最近は一人暮らしの若者の間で、外食やインスタント食品による栄養の偏りが脚気に似た症状を起こすケースが増えているそうです。

Q6
ビタミンやホルモンが不足すると どうして食欲不振になるの？

Answer　　ビタミン類は、いろいろな酵素の働きに必要
で、その欠乏は酵素の働きの障害、すなわち代謝
機能の低下をもたらします。なかでも、糖代謝に必要なビタミン
B₁が欠乏すると、末梢神経系、循環器系とともに、消化管の機能
が障害されることが知られています。その結果、食欲が低下する
のです。ビタミンB₁の欠乏は、昔は脚気（かっけ）として恐れられていま
した（用語解説参照）。

　また、内分泌器官が産生するホルモンは、身体の機能が正しく
働き、恒常性を保つために不可欠なものです。したがって、内分
泌疾患によってホルモンが不足すると、消化機能が低下し、症状
として食欲不振がみられることがあります。主な疾患としては、
下垂体前葉ホルモン全般が不足するシモンズ病やシーハン症候
群、甲状腺の機能が低下して基礎代謝が低下する粘液水腫、糖代
謝や電解質代謝に関係する副腎皮質ホルモンが不足するアジソ
ン病があげられます。

Q7
食欲不振はどうやって アセスメントするの？

Answer　　食事量と食事内容を聞き、どのくらい食欲不振
が続いているのか、どのくらい食事が取れている
のかを把握します。

　「ムカムカする」、「口の中がしみる」、「味がしない」、「だるい」
といったように、食欲不振の訴えの表現はさまざまです。しか
し、たとえば「むかむかする」という場合は胃の疾患が疑われる

というように、原因疾患の推測につながるヒントが潜んでいることがあります。できるだけ具体的な訴えを引き出せるように工夫します。

　高齢者では義歯があっているのか、若い女性では妊娠の可能性はないかなど対象者に応じた質問も追加します。

　食欲不振以外の症状もチェックしましょう。発熱や消化器症状（胃痛、下痢、嘔吐、便秘など）、不眠、全身倦怠感の有無を確認します。心不全や腎疾患では、浮腫を伴います。肝疾患では、浮腫（→p.44参照）や腹水（→p.54参照）、黄疸（→p.316参照）を伴うことがあります。また、食欲不振を起こさせる間接的な原因が背後にないかどうかも確認しましょう。検査としては、便検査、尿検査、血液検査、心電図などが原因疾患を確定のために行われます。

　食欲不振が続くと、栄養状態の悪化につながるため、体重や総タンパク量やアルブミン量、A/G比などの検査データ、身体所見から栄養状態への影響が出ていないかどうかにも注意しましょう。

Q8　食欲不振のケアは？

　　　　　　食欲不振の原因に応じたケアを行います。口腔内を確認し、舌苔があるときなど口腔内の清潔が保たれていないは口腔ケアを、便秘に対しては排便を促すケアを行います。

　食事については、嗜好や食感を考えたメニューにする、盛りつけを工夫する、香辛料を使う、食事の環境を整えるなど、食欲をそそるような工夫についてアドバイスするといいでしょう。風邪の発熱時や感染性胃腸炎のときの食欲低下のような一時的な食

182

欲低下では、無理に食事を摂ろうとするのではなく、水分が不足しないよう注意し、少量でも栄養価の高いものを摂るようにします。

　また、「食べなくては身体に悪いですよ」といった患者を焦らせるような言動は慎み、少量でも摂取できたら、それを評価することを忘れないでください。

COLUMN
インスリノーマ おなかの減る腫瘍

　食欲不振はさまざまな疾患でみられる重要な症状ですが、逆に食欲の亢進が問題になることはないのでしょうか。

　インスリノーマとは、インスリンを産生する膵臓のランゲルハンス島のβ細胞から発生する腫瘍で、腫瘍細胞もインスリンを産生します。生理的な状態では、血糖値が下がると、フィードバック調整によってインスリンの分泌が抑えられます。しかし、腫瘍の場合にはフィードバックが働かず、腫瘍細胞がインスリンを分泌し続けてインスリン過剰になります。すると、血液中のブドウ糖がどんどん細胞内に取り込まれ、食べても食べても血糖値が上がらず、摂食中枢への刺激が持続して食欲が亢進します。場合によっては、低血糖による意識障害を起こすこともあります。

　食物をおいしく食べられることは健康の印ですが、異常な食欲亢進の背景にはインスリノーマのような病気もあることを、心に留めておきましょう。

21 悪心・嘔吐

Q1 Question　悪心・嘔吐って何ですか？

Answer　　悪心とは、ムカムカして嘔吐したい気分のこと
で、「吐き気」「嘔気」とも表現します。ただし、
必ずしも嘔吐を伴うとはかぎりません。

嘔吐とは、胃の内容物が急激に吐き出される状態をいいます。
通常は悪心に続いて起こりますが、突然嘔吐する場合もあります。

Q2 Question　嘔吐の原因は何？

Answer　　嘔吐は、嘔吐中枢が刺激されることによって起
きます。嘔吐中枢は延髄に存在し、①化学受容器
引金帯（用語解説参照）とよばれる構造を介して、②末梢から迷
走神経や交感神経を介して、③大脳皮質の高位中枢を介して、ま
たは④直接という4つのルートで刺激されます。化学受容器引金
帯が刺激された場合には悪心を感じ、その刺激がある一定レベル
（閾値）を超えると実際に嘔吐が起きます。嘔吐中枢が直接刺激
された場合には、悪心を伴わずに嘔吐が起こります。

嘔吐の原因は、視覚、嗅覚、味覚などの大脳皮質からの刺激、
頭蓋内圧亢進、心臓や消化器などの臓器に分布する自律神経への
刺激、抗がん剤などの薬物や細菌の毒素などの化学的刺激、乗り

●関連する症状

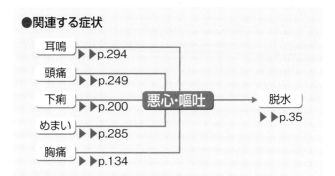

物酔いのように前庭器官への刺激など、さまざまです。

Q.3 吐く前に唾液が出るのはどうして？

A. 嘔吐中枢の近くに唾液分泌中枢があるためです。嘔吐中枢が刺激されると、この唾液分泌中枢も一緒に刺激され、吐く前に唾液が出てくるのです。

用語解説

化学受容器引金帯
(chemoreceptor trigger zone ; CTZ)

第4脳室底部にある神経細胞。血液脳関門によって、通常は血液中の物質は中枢神経組織に移行しにくくなっています。しかし、化学受容器引金帯は血液脳関門の外に存在するため、血中の物質の影響をそのまま受けます。化学受容器引金帯はドーパミンを介し、隣接する嘔吐中枢を刺激します。乗り物酔いのような、前庭器官を介した刺激も、ここを通過して嘔吐中枢に作用します。

Q4

嘔吐はどんなメカニズムで起きるの？

Answer　　嘔吐は途中で止めることができず、反射的に胃の内容物が吐出されます。

悪心が強まると胃の運動や胃液分泌が低下し、胃の粘膜が蒼白になります。さらに、粘液の産生増加がみられ、嘔吐運動に移行します。

嘔吐運動は次のようにして起こります。

まず、十二指腸で十二指腸から胃に向かう逆方向の蠕動運動が起き、内容物が胃内に輸送された後幽門が閉鎖します。続いて、食道下部の括約筋、噴門部が緩み、同時に横隔膜と腹筋が収縮し、腹腔の容積が小さくなり、腹腔の圧が高まって胃が圧迫され

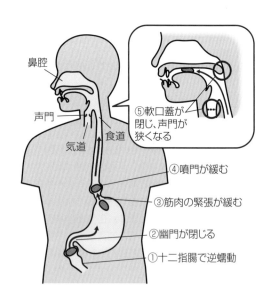

鼻腔

声門

気道

食道

⑤軟口蓋が閉じ、声門が狭くなる

④噴門が緩む

③筋肉の緊張が緩む

②幽門が閉じる

①十二指腸で逆蠕動

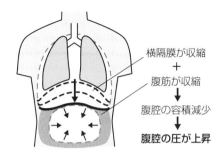

横隔膜が収縮
＋
腹筋が収縮
↓
腹腔の容積減少
↓
腹腔の圧が上昇

ることで胃の内容物が一気に吐き出されます。

　吐く直前には、反射的に深く息を吸い込み、次いで呼吸が止まり、気道や鼻腔に吐物がはいるのを防ぎます。呼吸が停止するのは、嘔吐中枢の近くに呼吸中枢があるためにです。また、吐くときには声が出ますが、これは肺も圧迫されて、残っていた空気が吐き出されるためで気道への吐物の流入を防いでいると考えられています。

Q5 Question どんな場合に悪心・嘔吐が起きるの？

Answer　頭蓋内圧亢進を起こすような脳の疾患、肝疾患や腎疾患、糖尿病などの代謝疾患、内分泌疾患、消化器疾患、呼吸器疾患、心疾患など、さまざまな疾患で嘔吐がみられます。

Q 6 頭蓋内圧はどんなときに上昇するの？
Question

Answer　脳は固い頭蓋骨で囲まれた、かぎられた空間の中に存在しています。したがって、脳内に脳腫瘍や脳出血のように体積を増加させるような病変が起こると、頭蓋内圧が上昇します。これによって嘔吐中枢が直接刺激されて嘔吐が起きます。

　また、髄膜炎やクモ膜下出血では、髄液の循環が障害され、これが嘔吐中枢を直接刺激します。

Q 7 食中毒のときに悪心・嘔吐が起こるのはどうして？
Question

Answer　食中毒の原因になる細菌の産生した毒素が化学受容器引金帯を刺激することによって悪心・嘔吐が起きます。

　同様に、化学受容器引金帯が刺激されて悪心・嘔吐が起きるものとして、肝不全、腎不全があります。肝臓や腎臓は、体内に生じた有害物質を解毒したり、老廃物を尿中に排泄する働きをもっています。肝不全や腎不全ではこれらの機能が障害され、血液中に有害物質や老廃物が増加し、これが化学受容器引金帯を刺激するのです。

　食中毒や肝不全、腎不全での嘔吐は、有害なものを身体の外に吐き出そうとする防御反応ととらえることができます。

　また、抗がん剤による悪心・嘔吐も、血液中に吸収された薬物が化学受容器引金帯を刺激することによって起こります。

Q8　消化器系の疾患との関係は？

Answer　腹膜炎や虫垂炎、腸閉塞（イレウス）、急性肝炎、急性膵炎、急性胆道炎などの消化器疾患では消化器に分布する迷走神経、交感神経を介して嘔吐中枢に伝わり、嘔吐が起こるのです。

Q9　強いショックで吐くのはどうして？

Answer　テレビドラマなどで、死体を見た人間が吐くシーンがありますね。嘔吐中枢は大脳皮質と連絡しているので、精神的な不安、気持ちの悪いもの（視覚）、嫌なにおい（嗅覚）などの大脳皮質への刺激が嘔吐中枢にも伝わり、嘔吐が起きます。

Q10　悪心の観察のポイントは？

Answer　悪心は、しばしば嘔吐に移行するため、食事の内容や服薬の状況、既往歴からその原因を推測します。悪心がみられるのは化学受容器引金帯が刺激される場合なので、これらの情報からある程度原因を絞り込むことができます。また、めまいや頭痛、頻脈、徐脈などの悪心以外の症状がないかどうかも観察します。

Q11　嘔吐の観察のポイントは？

Answer　まず、悪心に続いての嘔吐か、それとも突然の嘔吐かに注意します。

クモ膜下出血など、中枢神経系に原因がある場合は、悪心を伴わずに突然嘔吐が起こります。

　また、嘔吐が持続しているかどうかもチェックします。嘔吐が繰り返される場合は、消化管の狭窄や腸閉塞、薬物、腹膜炎、肝・胆・膵疾患などが疑われます。

　次に、吐いたものの性状と量に注意しましょう。胃液がたくさん混じっているときは、胃炎や潰瘍が疑われます。腸閉塞では胃より下部の内容物が吐出されるため、吐いたものに便のにおいが混じっているのが特徴です。胆汁が混じっていることもあり、その場合は色が茶褐色になります。

　嘔吐に伴う症状も嘔吐の原因を推測するうえで、重要です。意識障害や頭痛、呼気の臭気、腹痛、胸痛、呼吸困難、尿量など随伴する症状も観察します。消化管の感染症による嘔吐では特徴的な下痢を伴うことが多いので、下痢の性状にも注意しましょう。

　さらに、食事との関係も重要な観察ポイントです。食後すぐに嘔吐したときは、食べたものに薬物や毒物が混じっていた可能性があります。細菌による食中毒で起こる嘔吐では、食後2時間くらいで嘔吐が起これば、あらかじめ産生された毒素が食中毒を起こす毒素型の食中毒（ブドウ球菌など）、食後半日以上経ってから嘔吐が起これば腸管で菌が増殖して食中毒を起こす感染型の食中毒（サルモネラ菌や病原性大腸菌）と考えられます。これに対し、つわりや十二指腸潰瘍などでは空腹時に嘔吐します。

Q12 Question　悪心・嘔吐のケアは？

Answer　悪心があるときは、静かな環境の下で楽な姿勢をとり、安静にします。また、いつ嘔吐してもよいようにガーグルベースンなどをすぐに手に届くところに準備

しておきます。嘔吐は患者にとってとても不快なものですから、迅速かつていねいなケアが求められます。

　楽な姿勢をとるとともに、嘔吐したものが誤って気道に入ってしまうことがあるので、身体と顔を横向きにするなど、体位に気をつけ、気道を確保します。口の中に残った吐物は取り除き、口腔内を清潔にします。

　クモ膜下出血や腸閉塞のように重篤な疾患による嘔吐の場合は、原因疾患に対する緊急の対応が必要になってきます。嘔吐を起こすのは必ずしも消化器系の疾患のみでないことに留意しましょう。

　大量に嘔吐した場合には、胃液、腸液、胆汁、膵液などとともに水分や電解質が失われて脱水（→p.35参照）や電解質異常に陥る危険があります。皮膚が乾燥していないか、血圧低下はないか、口渇はないか、尿量は正常かなどをチェックしましょう。輸液が行われる場合は、インとアウトのバランスに注意します。

COLUMN

嘔吐による電解質異常と酸塩基平衡

　胃液中には塩酸（HCl）が含まれます。そのため、嘔吐を繰り返すとH^+が失われていきます。このような状態でも胃粘膜での重炭酸イオン（HCO_3^-）の産生は続くため、重炭酸イオンが増加します。血液のpHは、以下の式で決まります。したがって、重炭酸イオンが増えると、式の対数部分の分子が大きくなり、血液のpHはアルカリ性に傾いて代謝性アルカローシスになります。

$$pH = 6.1 + \log \frac{(HCO_3^-)}{0.03 \times PCO_2}$$

22 腹痛

▶「おなかが痛みます」

Q1 腹痛って何ですか？

Answer　腹痛というのは文字どおり、腹部に感じる痛みのことです。「おなかが痛い」「下腹部に鈍痛がある」、こんな症状は誰でも経験があると思います。

Q2 腹部には何があるの？

Answer　つい「おなか」とひとくくりしがちですが、腹部にはたくさんの臓器が密集しています。胃や腸、肝臓などの消化器が大部分を占めていますが、脾臓や腎臓、膀胱などの泌尿器、男性では前立腺、女性では卵巣や子宮といった生殖器もあります。

これら、腹部にある臓器に何らかの異常があると、腹痛が起こります。

Q3 どんな痛み方があるの？

Answer　突然の激しい痛みが周期的に繰り返されることを、「疝痛」または「疝痛発作」といいます。一方、軽い持続性の痛みを「鈍痛」とよびます。

●関連する症状

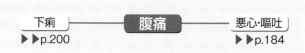

下痢
▶▶p.200

腹痛

悪心・嘔吐
▶▶p.184

Q.4 Question 腹痛はどうやって起きるの？

Answer 腹痛のメカニズムを知るために、まず、腹腔の大部分を占める腸管の疾患によって生じる痛みについて、考えてみましょう。

腸を輪切りにすると、いちばん内側に粘膜、その周囲に蠕動運動に関係する平滑筋があり、いちばん外側は漿膜がおおっています。平滑筋や漿膜には知覚神経が分布し、この部分が刺激されると痛みを感じるのです。この痛みを「内臓痛」とよびます。内臓痛は弱い痛みで、一般的におなかの真ん中に起こるのが特徴です。

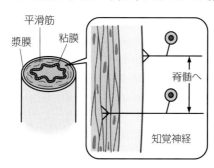

平滑筋
漿膜
粘膜
脊髄へ
知覚神経

193

Q5 体性痛って何？

Answer 腹腔の内側と腹腔内の臓器の表面は、腹膜とい
う薄い膜でおおわれています。腸管の外側をおお
う漿膜は腹膜の一種です。臓器のまわりに風船を入れて膨らませ
た図をイメージしてみましょう。腹膜のうち、腹壁の内側を覆う
部分を「壁側腹膜」といいます。この部分が刺激されると、その
部位に分布する知覚神経を介し、突然鋭く激しい痛みが起こり、
持続します。これを「体性痛」とよびます。

Q6 おなかの疾患で、おなか以外の
部分が痛むこともあるの？

Answer はい、あります。内臓の知覚神経は、痛みが生
じている部位とは異なる部位の皮膚の知覚神経
と一緒に脊髄に入ります。そのため、脳が間違って内臓の痛みを
身体の表面の痛みだと感じることがあります。これを関連痛とい
います（p.136参照）。このため、腹部に疾患があって腹痛が起き
ていても、背中の上のほうや肩に痛みを感じる人もいます。

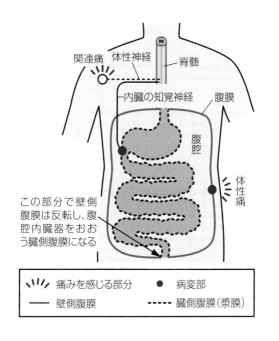

関連痛　体性神経　脊髄

内臓の知覚神経　腹膜

腹腔

体性痛

この部分で壁側腹膜は反転し、腹腔内臓器をおおう臓側腹膜になる

\\\\// 痛みを感じる部分　　● 病変部

―― 壁側腹膜　　　---- 臓側腹膜（漿膜）

Q.7 Question　腹痛の原因になる疾患は？

A. nswer　　腹痛を起こす疾患の多くは消化器の疾患です。緊急性の高い疾患と、そのほかの疾患に分けてみ ていきましょう。

まずは、「急性腹症」という言葉を覚えましょう。これは読んで字のごとく、急に起こる激しい腹痛を特徴とする病気の総称です。急性腹症は、命にかかわる重大な病気であることが多く、緊急に対応しなくてはなりません。

Q8 急性腹症にはどんな疾患があるの？

Answer 　　　急性腹症の代表的な疾患である急性腹膜炎は、腸管に穴が開いて内容物が腹腔内に漏れ出すことで起こる、腹膜の炎症です。病変部の近くの壁側腹膜が刺激され、激しい腹痛が起こります。虫垂炎や腸閉塞（イレウス）、急性膵炎も、急性腹症の原因として頻度が高い疾患です。

Q9 そのほかに腹痛が起きる疾患にはどんなものがあるの？

Answer 　　　消化器系の炎症として、胃炎、胃潰瘍、十二指腸潰瘍、潰瘍性大腸炎、急性肝炎、胆嚢炎などがあげられます。また、腎臓などの泌尿器、生殖器の疾患や心血管系の疾患でも腹痛が出現します。糖尿病の急性合併症であるケトアシドーシスで腹痛を訴えてくることもあります。

Q10 どうやって原因を見極めればいいの？

Answer 　　　このように、腹痛の背景にはいろいろな疾患がありますが、疾患によって痛む場所や痛み方が異なります。ですから、「どこがどのように痛むのか」を知ることで、原因をある程度、見極めることができます。

　では、臓器のある場所を想像してみてください。まず、胃に手を当ててみましょう。心窩部（心臓の下）や季肋部（肋骨の下）が痛むなら、胃や十二指腸、胆嚢の病気が考えられます。患者は「みぞおちのあたりに鈍い痛みがある」と表現するかもしれません。

腸の病気では、お臍のまわりが痛くなることが多いです。盲腸では右の下腹部（回盲部）に、尿管結石などの泌尿器の病気では脇腹（側腹部）に、激しい痛み（疝痛発作）が生じるのが特徴です。また、女性が下腹部の鈍痛を訴える場合は、子宮内膜症や子宮外妊娠などの生殖器の病気が考えられます。

　なお、解離性動脈瘤や腹部大動脈瘤の破裂によって腹痛が生じることもあります。また、子どもは、腹部以外の痛みも「おなかが痛い」と表現することがあるので、注意しましょう。

Q.11 観察のポイントは？

A.nswer

　まず、緊急性を要するかどうかを判断することが大切です。急性腹症や動脈瘤の破裂など、すぐに処置をしなければ生命にかかわる場合もあります。まずは全身状態の観察とバイタルサインの測定を行い、痛みの強さ、体温や血圧などから緊急性を判断します。

　痛みを訴える場所を手で押したときに痛みが強まることを、「圧痛」といいます。圧痛がある部位を圧痛点といい、虫垂炎（盲腸）の診断によく用いられます（用語解説参照）。手を離した後で痛みが生じる「反跳性圧痛」があるときは、腹膜炎が疑われます。

　壁側腹膜に炎症があると、腹部の筋肉は臓器を防御するために収縮し、硬くなります（筋性防御）。触ってみて、筋肉が硬くなっていないかどうかも確かめましょう。

虫垂炎の圧痛点……………………………………

　虫垂炎では、炎症を起こしている虫垂付近に圧痛を認め、下図のようないくつかの圧痛点が診断に用いられています。マックバーニー（McBurney）圧痛点に痛みを感じることが最も多いとされています。側臥位にしてこの点を圧迫すると、仰臥位の時に比べて痛みが増すという、ローゼンシュタイン（Rosenshtein）徴候も、診断の助けになります。

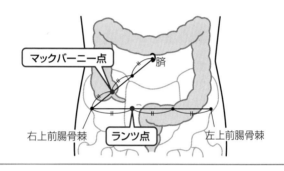

Q12 ポイントを押さえた問診の仕方は？

A ① 痛む部位（どこが痛むのです）
② 突然の痛みなのか、数日前から痛むのか（いつ頃からですか）

③ 痛みの強さ（どのような痛みですか）

④ 食中毒などとの関係（いつ頃、何を食べましたか）

⑤ 便秘や下痢との関係（お通じはいかがですか）

⑥ 発熱や嘔吐、不整脈などの随伴症状（腹痛のほかに症状はありますか）

⑦ 病歴（今までにおなかの手術をしたことはありますか）
⑧ 女性では妊娠の確認（妊娠している可能性はありますか）

検査としては尿検査、血液検査、血液生化学的検査、X線検査、腹部エコー、心電図などが鑑別診断のために行われます。

Q.13 ケアのポイントは？

Answer 安静を保ち、楽な体位を取ります。温めることで楽になる場合もあります。原因の疾患が判明したら、それに応じたケアを行います。バイタルサインに異常がある場合は、すぐに救急医療が開始されます。

便秘が原因であるときには、便通を整えます（p.209便秘参照）。内臓痛を訴えるときは、平滑筋の収縮を抑える薬（抗コリン薬など）を処方するのが一般的です。

COLUMN

食中毒の原因細菌

食中毒を起こす代表的な原因菌は、鶏肉や卵が原因になるサルモネラ属、カンピロバクター、海水中に生息して魚介の生食が原因になる腸炎ビブリオ、病原性大腸菌、傷のある手で調理したときなどに感染が起こる黄色ブドウ球菌、殺菌が不十分な真空パックや缶詰の食品が原因になるボツリヌス菌などが有名です。食中毒を起こす細菌の間でも、薬剤耐性を示すものの増加が問題になっています。たとえば、鶏を飼育するときには、病気の発生を防ぐために飼料に抗生物質を混ぜます。これが、薬剤耐性のサルモネラ属の増加を引き起こしています。

23 下痢

▶「下痢をしています」

Q.1 下痢って何ですか？

Answer 　下痢を起こしてトイレに何度も駆け込んだ経験は、誰にでもあると思います。下痢とは、水分の多い泥状（どろ）もしくは液状の便を頻回に排出する状態をいいます。

ポイントは、便中の水分量が増えていることと、回数が増加していることです。

Q.2 便中に含まれる水分量の目安は？

Answer 　正常な便に含まれる水分量は、1日におよそ100〜200mLです。これが200mL以上になった状態が下痢です。

なお、「頻繁に便意を感じてトイレに駆け込む」場合でも、水分を多く含んだ便でなければ、下痢ではなく「便意頻回（ひんかい）」として区別します。

●関連する症状

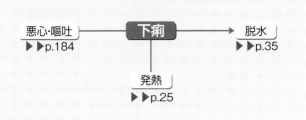

| 悪心・嘔吐 ▶▶p.184 | → | 下痢 | → | 脱水 ▶▶p.35 |

発熱
▶▶p.25

Q3 消化管の中の水分は どう出入りするの？

Answer 　　1日に口に入れた飲み物や食物に含まれる水分（経口摂取水分）は、約2Lです。加えて唾液、胃液や膵液、胆汁、小腸液などの消化液が約7L。合わせると、消化管内にある水分は約9Lにもなります。

経口摂取した食物は、消化液と混じって消化されながら、蠕動運動によってゆっくりと腸管内を進んでいきます。

この過程で、小腸で7〜8Lの水分が吸収され、回盲弁を通過するときの便の水分は、1.5〜2L程度です。

Q4 大腸の働きは？

Answer 　　大腸には消化作用はほとんどなく、主な役割は水分吸収と糞便形成にあります。

食事をしてから便として排泄されるまで、24〜72時間ほどかかります。次ページの図を見てください。まず、食物は4〜8時

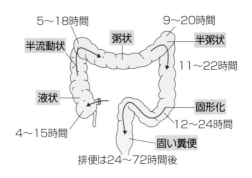

5〜18時間　粥状　9〜20時間
半流動状　半粥状
11〜22時間
液状　固形化
4〜15時間　12〜24時間
固い糞便
排便は24〜72時間後

間ほどかけ、小腸から大腸へと運ばれていきます。便は上行結腸では液状から半流動状になり、横行結腸で粥状、下行結腸で固形化されます。このように、大腸では18時間あまりかけて便から水分を吸収していきます。

Q5 Question　下痢ではなぜ水分が多くなるの？

A Answer　小腸や大腸で水分が吸収されることで、便は適度な硬さを保ちます。ところが、何らかの理由で水分を吸収する働きが弱まったり、腸管の中に排出される水分量（分泌物）が多くなったりすると、下痢を起こします。

Q6 Question　下痢の原因は？

A Answer　下痢を起こす原因は、食べ過ぎ、飲み過ぎ、消化不良のほか、腸管の感染症、クローン病や潰瘍性大腸炎のような炎症性腸疾患、過敏性腸症候群などがあげられます。

下痢を起こしているメカニズムによって分けると、①分泌性下痢、②滲出性下痢、③浸透圧性下痢、④腸管運動性下痢に分類できます。これ以外に腸管の静脈のうっ血や門脈圧亢進などによって、絨毛の毛細血管の静水圧（血管内圧）が増加すると、血管から水分が漏出して、下痢をきたすことがあります。

Q7 分泌性下痢のメカニズムは？

Answer　　　分泌性の下痢は、腸管内に分泌される水分や消化液の量が、異常に増えるために起こります。

　例えば、消化液の分泌を促進するホルモンの過剰産生などがあげられます。これは、消化液の分泌を促すホルモンを産生する腫瘍ができた結果、消化液の分泌が亢進する状態です。ゾリンジャー・エリクソン症候群やWDHA症候群などが、これに当たります。前者はガストリン産生腫瘍が胃液の分泌を、後者はVIP（Vasoactive Intestinal Peptide）産生腫瘍が腸液分泌を亢進させて下痢になるのです。

　消化管に感染した細菌の毒素のなかにも小腸の分泌を亢進する作用をもつものがあります。便秘に使用される緩下剤やひまし油、センナは消化液の分泌を促進する性質を利用したものです。

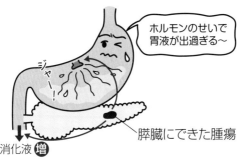

ホルモンのせいで胃液が出過ぎる〜

膵臓にできた腫瘍

消化液 増

Q8 渗出性下痢のメカニズムは？

Answer 腸管の粘膜が傷害されると、水分の吸収能力が低下するとともに炎症が起きます。その結果、粘液の産生が亢進したり、腸管内への渗出液が増加して下痢になります。

炎症性腸疾患（潰瘍性大腸炎、クローン病）、放射線性腸炎、腸結核、虚血性腸炎、ウイルス性腸炎、細菌による腸炎（赤痢、サルモネラ、ブドウ球菌）などが、これに当たります。

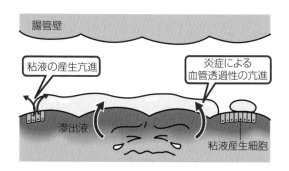

Q9 浸透圧性下痢のメカニズムは？

Answer 腸管内に吸収されない物質が過剰に存在すると、それを薄めようとして水分が腸管壁から腸管内に移行して腸管内の水分が増加し、下痢が生じます。

たとえば、腸管で消化吸収されない、または消化されにくいソルビトール、ラクツロースやマグネシウム塩などの塩類下剤、造血薬としてのFe^{2+}などを摂取した場合です。

また、酵素欠損があるために食物中の栄養素が消化・吸収され

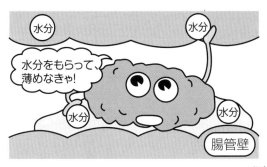

ない場合にも、下痢が起こります。ラクターゼ欠損による乳糖不耐性の人が牛乳などの乳糖を含んだ食品を摂取すると、乳糖が分解されないため、消化管の水分量が増えて下痢になります。

　他に、腸管バイパス術や短腸症候群など、腸管の吸収面積が減少しているために摂取した食べ物が十分消化吸収されない場合も、下痢になります。

Q.10 腸管運動性下痢のメカニズムは？

Answer　腸の内容物を肛門まで運ぶ運動のことを、蠕動運動といいます。腸の筋肉が伸び縮みを繰り返し、水分を吸収しながら、ゆっくりと肛門まで送ります。

　ところが腸管の蠕動運動が亢進していると、水分や食物が十分に消化・吸収されないうちに腸管を通過し、下痢が生じます。胃切除後の下痢や過敏性腸症候群が、これに当たります。

　また逆に、蠕動が障害されて便が滞った場合も、増殖した腸内細菌の刺激によって下痢が起こることがあります。

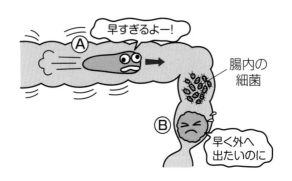

早すぎるよー！

Ⓐ

腸内の
細菌

Ⓑ

早く外へ
出たいのに

Q11 ストレスで下痢することがあるのはなぜ？

Answer　消化管の蠕動運動や消化液分泌は、自律神経系に支配されています。副交感神経はこれらを亢進させ、交感神経はその逆の働きをもっています。緊張状態にあると両者のバランスが崩れ、腸管運動や消化液分泌が亢進し、その結果として下痢になってしまうのです。

Q12 観察のポイントは？

Answer　下痢には、一時的な腸の機能異常が原因のものと、腸管や内分泌臓器の病気が原因のものとがあります。前者は心配ありませんが、後者は治療が必要です。

発症のきっかけ、発症の仕方、どのくらい続いているのか、便の性状の観察や回数、頻度について把握します。下痢の原因で最も多いのは腸管の感染症ですが、乳幼児やお年寄りがかかりやすいロタウイルスやノロウイルスでは白色の水様便が出ます。

血液、粘液、膿などが混じっていないか、便の色が灰色、赤

色、黒色、緑色など、いつもと違っていないかなどをチェックします。下痢が続いているときは、体重が減少していないか確認しましょう。

食事についても把握し、食中毒など感染性のものか判断します。また、胃や腸の切除の有無などの既往歴や服薬の状況、ストレスの有無などについても問診します。

下痢以外に、発熱、腹痛、嘔吐などの症状がある場合は、何らかの病気を疑い、できるだけ早く原因を明らかにして適切な対応をとります。これらの症状がなければ、様子を見守ります。

COLUMN
胃腸炎、下痢を起こすウイルス

胃腸炎を起こすウイルスの代表は、ロタウイルスとノロウイルスです。次いでアデノウイルスとアストロウイルスが続きます。これらのウイルスはいずれも、エンベロープがないため、アルコール消毒が効きにくく、環境中で長く生存できるという共通点をもっています。

介護老人保健施設などの高齢者施設で集団発生が問題になっているのが、ノロウイルスです。ノロウイルスによる胃腸炎では、吐き気、嘔吐、下痢、腹痛、頭痛、全身倦怠感がみられますが、発熱を伴うことはまれです。魚介類、とくに生ガキが原因になります。感染力が強く、嘔吐物や下痢便などの排泄物から手指などを介して感染が広まります。

ウイルスによる胃腸炎は、冬に流行することが多くみられます。症状は1日から2日で軽快しますが、乳幼児や高齢者では下痢や嘔吐によって脱水を起こして重症化することがあるので、注意が必要です。

23

下
痢

Q13 下痢を緩和するためには？

Answer 　　　　消化管の感染症の場合、下痢は微生物を身体の外に排出するための防御反応なので、無理に抑えることはかえって回復を遅らせてしまいます。心身の安静を図り、食事を控えて消化管を休ませ、腹部を冷やさないようにすることが大切です。下痢が続くと脱水（→p.35参照）を起こす危険性があるため、水と電解質を補給します。とくに乳幼児や高齢者には注意が必要です。経口補水液も市販されています。口から水分をとることが難しいときは、輸液を行います。

　頻回の下痢は、陰部の皮膚に対する刺激となって、皮膚の炎症を引き起こします。温湯で洗うなどして陰部の清潔を保持することも忘れないようにしましょう。

　また、食事を摂る場合は消化がよく、消化管への負担の少ないものを摂取するようにアドバイスします。

　下痢を止める止瀉薬を用いる場合は、薬剤により作用機序が異なるので、下痢の原因にあった薬剤を選択します。

24 便秘

▶「便がなかなか出ません」
▶「便がしばらく出ません」

Q1 便秘って何ですか？

Answer 人が食べたものは、胃・小腸で消化・吸収された後、大腸を通って肛門から排出されます。大腸内の便の通過が悪くなり、排便回数や排便量が減少した状態を便秘といいます。一般的な目安は3～4日以上排便がない、1日にの便量が35g以下です。

便がすっきり出た感じがしない状態、便がかたくてなかなか排泄できないといった状態も、便秘に含まれます。

Q2 食物が便になるまでの仕組みは？

Answer 口から食べたものは、胃で3～4時間、小腸で2～3時間かけて消化・吸収されます。つまり、食べてから約6時間程で大腸の入口にある回盲部に達するわけです。回盲部には回盲弁（バウヒン弁）があり、大腸の内容物が回腸に逆流するのを防いでいます。

今、夕食を食べているとすると、食事の間隔はおよそ6時間ですから、昼食に食べたものがちょうど回盲部の辺りまで来ていることになります。

この状態で夕食が胃に入ると、その刺激によって回盲　弁が開

●関連する症状

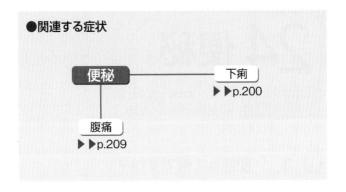

便秘 ── 下痢
▶▶p.200

腹痛
▶▶p.209

き、回腸末端部での蠕動運動がさかんになって昼に食べたものが
大腸に移動します。これを胃回盲反射とよびます。大腸に入った
ばかりの内容物はまだ液状です。しかし、蠕動運動によって10

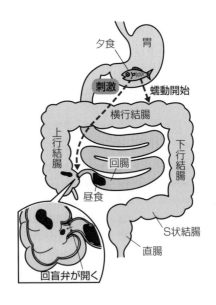

夕食　胃

刺激　蠕動開始

横行結腸

上行結腸　下行結腸

回腸

昼食

S状結腸

直腸

回盲弁が開く

～20時間かけて下行結腸まで移動する間に水分の吸収を受け、固形の便になります（p.202参照）。その結果、24時間以上前に食べたものが便として排出されます。

Q.3 排便のメカニズムは？

Answer　便が大腸の終わりの直腸に溜まって直腸壁が押され、その圧が40〜50mmHg以上になると、直腸壁に分布している骨盤神経が刺激されます。

　この刺激が排便中枢を経由して視床下部に伝わり、排便反射が生じます。さらにこの刺激は、大脳皮質の知覚領にも伝えられて便意が生じます。排便反射の結果、直腸の蠕動運動が起こり、内肛門括約筋が弛緩し、さらに自分の意志で外肛門括約筋を弛緩させると、排便が起こります。

　便意は持続的なものではありません。排便を我慢していると、

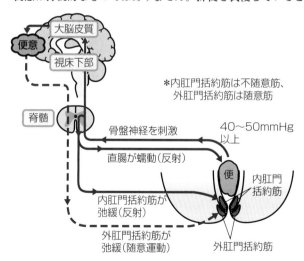

直腸壁の緊張が緩んで便意を感じなくなってしまいます。

Q4 蠕動運動はどれくらいの頻度で起こるの？

Answer 　　小腸はいつも蠕動運動をして内容物を移送しています。これに対して大腸は、通常の蠕動運動では、結腸の便を直腸まで移送することはできません。便が直腸に移送されるためには、結腸全体でまとまって起こる、大蠕動という強力な蠕動運動が必要になります。

大蠕動は１日に１〜２回、多くは朝食後に起こります。朝食後に便意を感じる人が多いのは、このためです。大蠕動によって直腸に便が移送され、便意が生じたときに排便を我慢してしまうと、次の大蠕動までの間に大腸内で水分の吸収が進み、便がかたくなって便秘になりやすいのです。

Q5 理想的な便量はどのくらい？

Answer 　　食べる量によっても変わりますが、成人では１日１〜２日、バナナ２本分（100〜〜250ｇ）くらいの便が出るとされています。

Q6 便秘の原因は何ですか？

Answer 　　便がつくられる過程や排便の仕組みに障害があって起こる機能性便秘と、腸そのものの病変によって起こる器質性便秘があります。機能性便秘はさらに弛緩性便秘、痙攣性便秘、直腸性便秘に分類されます。

Q7 大腸の機能性便秘ってどんなもの？

Answer 　機能性便秘で最も多いのは、蠕動運動の低下による弛緩性便秘です。原因としては、次のようなものが考えられます。

① 便の成分になる食物繊維（用語解説参照）が少ない食事（肉類など）に偏りすぎた場合

② 水分摂取量の不足（便の水分も少なくなり、便がかたくなる）

③ 胃下垂による蠕動運動の機能低下

④ 腸管の蠕動運動を司る自律神経の異常

⑤ 甲状腺機能低下症（粘液水腫）

⑥ 加齢や長期臥床による筋力や蠕動運動の低下

　痙攣性便秘は腸の蠕動運動が痙攣のようになり、便をうまく移送できなくなるもので、下剤の乱用、過敏性腸症候群で起こりま

用語解説

食物繊維...

　食物繊維とは植物のセルロースなど、人の消化酵素では消化できないものを指します。消化・吸収されないため栄養素にはなりませんが、消化管の運動を適切に維持するのを助けます。

　食物繊維は水に溶ける「水溶性食物繊維」と、水に溶けない「不溶性食物繊維」とに分けられます。便秘に関係するのは、後者の不溶性食物繊維です。最近、食事の欧米化に伴って大腸癌の発生が増加しているのは、食物繊維の摂取が減少して便が大腸に停滞することが関係するといわれています。

　ただし、食物繊維の取り過ぎは逆に下痢の症状を引き起こすので、注意が必要です。成人１日当たりの摂取量の目標は、およそ20ｇです。

す。

直腸性便秘は便意を我慢したり、浣腸を乱用したりすることによる排便反射の低下による便秘です。

Q8 大腸の器質性便秘ってどんなもの？

Answer 潰瘍の瘢痕や大腸癌、ポリープなど、大腸自体に狭窄や通過障害があると、便の通りが悪くなって便秘になります。また、脊髄損傷などで排便にかかわる骨盤神経が機能しなくなると、排便反射が障害されます。

Q9 便秘のアセスメントは？

Answer どれくらい便秘が続いているかなど、便秘の状態を確認します。1回の量、便のかたさ、太さ、におい、色、混入物など観察し、異常がないかを確認します。いきめる状況にあるかどうか、便意を感じるかなどもチェックしましょう。また、既往歴や食事・生活習慣、活動量、下剤や浣腸使用の有無も尋ねます。副作用として便秘を起こす薬は多いので、内服薬も確認しましょう。

Q10 何を観察すればいいの？

Answer おなかの視診、触診、聴診を行います。まずはおなか全体を見て、腹部膨満がないかを観察します。弛緩性便秘では、腹部膨満感を訴えることが多いです。

触診では結腸に沿って触れていき、便が大腸のどの辺りにあるのかをみます。直腸に便がないか、触れてみることも重要です。

腹部を触るときには、患者がリラックスできるように声をかけると同時に、差恥心に配慮しましょう。腹部の触診を行うときは、不快感を与えないように手を温めておきましょう。

聴診では、聴診器で腸管の蠕動音を聞き、動き具合をみます。また、重度の便秘では胃内容物の停滞や腸内細菌の過剰な増殖を引き起こし、悪心や頭痛などの症状をきたす場合があります。

Q11 病気が疑われる便秘の特徴は？

Answer 便に血が混じっているときは、大腸癌や潰瘍性大腸炎などの疑いがあります。

また、大腸癌で腸管の内腔が狭くなると、便が細くなることがあります。

全身状態や神経症状も観察します。過敏性腸症候群による痙攣性便秘では、便秘と下痢が交互に発症します。痙攣性便秘は副交感神経が興奮しているときに起こり、めまい（→p.285参照）や頭痛（→p.249参照）を伴うことが多いので、これらの随伴症状に注意します。

Q12 便秘のケアのポイントは？

Answer 患者がつらさを訴えるときは腹部を温めたり、マッサージをして、腸管の蠕動運動を促します。

便秘を防ぐためには、生活習慣と食習慣を整えることが大切です。食物繊維をたくさん摂取し、水分を十分にとるように勧めます。便意がなくても、毎日、同じ時間にトイレに行くことも習慣づけましょう。

また、蠕動運動を活発にするために、適度な運動も効果的で

す。腹筋を鍛えたり、適度な散歩などの運動を日々の暮らしに取り入れたりするとよいでしょう。

　出来るだけ自然な排便を促すことが大切ですが、便秘が重度な場合や原因によっては、下剤の使用や浣腸も必要となります。

Q13 Question　どうしても排便できないときはどうするの？

A Answer　肛門の手前にかたい便が溜まってしまった状態を嵌入便といい、高齢者でよくみられます。嵌入便は自力で出すことはできないので、敵便を行いします。手袋をし、グリセリンなどの潤滑剤を使用して直腸や肛門を傷つけないように注意しながら、少しずつで指で便をかき出します。

　排便は患者にとって、とてもデリケートな問題です。便秘に苦しむ患者に接するときは、差恥心に十分な配慮をしましょう。

COLUMN

浣腸による事故

　浣腸は、最も頻繁に実施される看護行為の１つです。しかし、その危険性についてはあまり認識されていません。

　内痔核などがある人に、最も多く用いられるグリセリンで浣腸を行った場合、直腸粘膜を傷つけてグリセリンが血液中に入り、溶血を起こすことがあります。また、トイレで立ったまま浣腸を行って直腸の穿孔をきたしたという事故も報告されています。浣腸を行った後は、患者に変化がないか、しばらく注意深く観察することが必要です。

25 吐血・下血・血便

▶「血を吐きました」
▶「便に血が混じっていました」

Q1 吐血って何ですか？

Answer 　　　吐血とは、上部消化管の出血を嘔吐することです。十二指腸空腸曲（トライツ靭帯）より口側にある十二指腸、胃、食道からの出血で起こります。出血が少量の場合は、嘔吐されずに肛門から排泄されます。

　なお、気管支や肺などの呼吸器からの出血は喀血（かっけつ）とよび、吐血とは区別します（用語解説参照）。

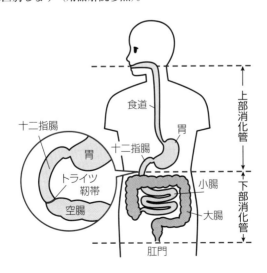

●関連する症状

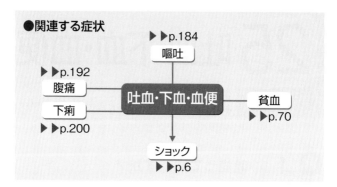

▶▶p.184
嘔吐

▶▶p.192
腹痛

下痢
▶▶p.200

吐血・下血・血便

貧血
▶▶p.70

ショック
▶▶p.6

喀血と吐血

　上部消化管からの出血である吐血と、肺や気道からの出血である喀血を区別するポイントを、下の表に示します。性状に関しては、吐血でも、急激に起こる大量の出血で胃酸の作用を受ける時間がないような場合には鮮やかな赤色になることがあるので、注意してください。また吐血では酸っぱいにおいがするときがあります。吐出あるいは喀出されたものの性状だけでなく、全身状態の観察も併せて総合的に判断することが重要です。

　なお、喀血の原因としては、喉頭癌、肺結核、肺癌、肺化膿症、気管支拡張症などが考えられます。

表 吐血と喀血の違い

	吐血	喀血
嘔吐	あり、ときに食物混入あり	なし
咳や痰	なし	あり
性状	黒っぽい、コーヒー残渣様	鮮やかな赤色、泡立っている
腹部の症状	あり	なし

Q2　下血・血便って何ですか？

Answer　消化管の出血は、出血部位に関係なく便に混じって肛門から排泄されますが、出血している部位や出血後の時間により色調などが異なります。食道や胃などの上部消化管から出血した場合は、便として排出されるまでに8〜10時間ほどかかります。そのため、胃酸や消化液の作用を受けて血液が変色し、黒っぽい便（タール便）になります。また、小腸や上行結腸から横行結腸の口側1/2までの出血でも腸管内に滞っている時間が長いと腸内細菌の作用で便が黒っぽくなり、これもタール便とよばれます。下血という言葉は、タール便に対してのみ使用されます。

横行結腸の肛門側1/2よりも肛門側で出血した場合は、鮮紅色に近い血液が便に混じるため、血便として下血とは区別します。小腸、上行結腸からの出血でも、大量で、腸内に停滞している時間が短ければ、便に混じる血液は鮮紅色に近くなるので、このときは血便とよびます。

血液に粘液と膿が混じった粘血便は、炎症で消化管の粘膜が傷害されている場合にみられます。また、肉眼ではわかりませんが、便に血液が混じっている場合があります。これを便潜血（べんせんけつ）といいます。便潜血検査は大腸癌のスクリーニング検査として利用されています。

Q3　吐血や下血・血便の原因は何？

Answer　吐血も下血・血便も、背後に消化管出血を起こす疾患があります。

吐血の原因になる重要な疾患としては、食道静脈瘤の破裂や胃

胃潰瘍による出血

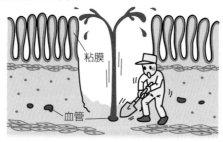

粘膜

血管

潰瘍があげられます。食道の静脈が瘤のように膨らむ食道静脈瘤<ruby>こぶ</ruby>は、肝硬変などに伴って門脈圧亢進症がある場合に形成されます。胃潰瘍による出血は、潰瘍に血管が巻き込まれることが原因です。太い動脈が巻き込まれた場合は、大量の吐血が起こります。

　下血の原因になる疾患の代表例は、上部消化管では胃や十二指腸の潰瘍、下部消化管では腸管出血性大腸菌などの感染症、潰瘍性大腸炎など腸管の炎症、ポリープやがんが考えられます。

食道静脈瘤

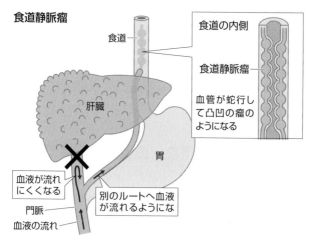

食道

食道の内側

食道静脈瘤

血管が蛇行して凸凹の瘤のようになる

肝臓

胃

血液が流れにくくなる

別のルートへ血液が流れるようにな

門脈

血液の流れ

Q4 吐血の観察のポイントは？

Answer　まず吐血の量と性状に注意しましょう。大量で、鮮やかな赤色の血液を吐いたときは動脈からの出血が疑われ低容量性ショック（→p.7参照）に陥る危険があります。バイタルサインを測定し、顔面蒼白や冷や汗などのショック症状がないかを観察します。

吐いたもの以外に胃内に血液が残っていたり、下血として後から観察されることもあるので、実際の出血量は吐血量を上まわっていることがあります。

大量の吐血を起こす原因としては食道静脈瘤の破裂や胃潰瘍による胃部の動脈の破綻が疑われるので、既往歴の確認も行います。肝硬変があれば食道静脈瘤の破裂が、慢性胃潰瘍の場合は胃部動脈からの出血の可能性が考えられます。

その他には、吐血したときの状況、繰り返しているのかどうか、食事や飲酒との関係などについても観察、聴取します。繰り返す嘔吐のあとに吐血が起こる場合は、食道と胃の境界部の粘膜が裂けてしまうマロリーワイス症候群の可能性があります。マロリーワイス症候群の約半数は飲酒による嘔吐が関係していると報告されています。

Q5 吐血した血液の性状から何がわかるの？

Answer　出血してから吐血するまでの経過によって血液の性状は変わってきます。

胃酸の作用を受けると、血液中のヘモグロビンが黒褐色の塩酸ヘマチンに変わります。そのため、食道や胃からの出血がいった

25

吐血・下血・血便

221

COLUMN

便潜血検査

　消化管の出血による目に見えない便の中の血液、つまり便潜血を証明するために、以前は食物中の肉や魚に含まれる血液の影響を除くために何日も食事制限をする必要がありました。しかし、現在の便潜血検査は免疫学的な方法を用いているため、このような食事制限の必要がなくなって簡単に実施できるようになりました。

　この検査では、ヒトのヘモグロビンとだけ結合する抗体を、あらかじめコロイド粒子（青色）の表面に結合させておきます。そして、このコロイド粒子を含む液を、便のサンプルに加えます。もし、便潜血が陽性なら、コロイド粒子がヘモグロビンを介して大きな塊を作るので（右端）、できた塊の量、すなわちヘモグロビンの量に応じて液の色が、濃い赤紫色から、薄い赤紫色または灰色に変化するような試薬をさらに追加します。この色調変化を測定し、便サンプル中のヘモグロビン濃度を求めます。

　検査はすでに自動化されていて、大量のサンプルを迅速に処理することが可能です。便潜血検査が、健康診断の一環として行われるようになり、大腸癌の早期発見に役立っている背景には、こんな検査技術の進歩があったのです。

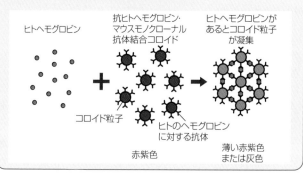

ヒトヘモグロビン

抗ヒトヘモグロビン・マウスモノクローナル抗体結合コロイド

ヒトヘモグロビンがあるとコロイド粒子が凝集

コロイド粒子

ヒトのヘモグロビンに対する抗体

赤紫色

薄い赤紫色または灰色

ん胃に溜まってから吐出された場合は、塩酸ヘマチンのために吐血はコーヒーの搾りかすのような性状をしています。胃潰瘍に太い動脈が巻き込まれるなどして急速に大量の血液を吐出する場合は、胃酸の作用を受ける時間がないため、真っ赤な鮮血色の血液を吐出します。

Q6 下血の観察ポイントは？

Answer　出血部位や出血の原因によって下血の性状が異なります。そのため、便の性状や、便に付着した血液の状態、既往歴を尋ねます。

　タール便であれば、上部消化管から潰瘍などによる慢性的な出血があると考えられます。ただし、盲腸や上行結腸からの出血でも、黒色になることがあります。暗赤色の下血では、食道静脈瘤の破裂や胃部の動脈からの出血など大量の出血があったと推測されます。横行結腸以下の出血では、出血部位が肛門に近づくほど鮮紅色の血便になります。便の表面に鮮血が付着しているときは、Ｓ状結腸、直腸や肛門からの出血が疑われます。血液以外に粘液や膿が混じるようなら、潰瘍性大腸炎や感染による腸炎を考えます。

　また、下痢の有無や、食事との関係、どのくらい続いているのかも尋ねましょう。長引く下血では、貧血を起こしている場合もあります。

　なお、痔からの出血の場合、血液の色は鮮やかで肛門の痛みや肛門の違和感を伴います。

Q7 吐血と下血のケアは？

Answer 吐血したときは、吐物の誤嚥を防ぐため、顔を横に向けるなどの体位をとり、安静を保ちます。また、口腔内が汚れていると、不快であるばかりか、不快感から再吐血を引き起こすこともあるので、口腔内の清潔ケアも大切です。大量の吐血で出血性ショックに陥る可能性がある場合は、ただちに対処しなくてはいけません。出血が続いているようなら出血部位を確認して止血を行い、ショックの重症度に応じた治療が実施されます。すぐに医師に連絡して患者の状況を伝え、これらの処置の準備をするとともに、バイタルサインをこまめにチェックします。出血によって血圧が下がると血管に針が入りにくくなるので、静脈路（輸液ルート）の確保は重要です。

吐血は患者や家族にとってはとても不安な症状なので、精神的なケアも忘れないようにしましょう。

下血や血便で来院する患者は少なくありません。下血・血便が続き、貧血を起こしている場合は、貧血に対するケアも必要になります（→p.79参照）。また、痔がある患者では、「痔だろう」と決めつけて受診が遅れてしまい、重要な疾患を見逃してしまうこともあるため、便に血が混じっているときにはきちんと検査を受けるように勧めます。

胃潰瘍や潰瘍性大腸炎では、ストレスが病気を悪化させます。消化管は自律神経に支配されているため、緊張、不安、恐怖などによる影響を受けやすいからです。そのため、患者の生活のなかにストレスを引き起こすような要因がないかを確認し、これを除くことも重要です。

26 排尿障害

▶「頻繁にトイレに行きたくなります」 ▶「おしっこを出す時に痛みます」
▶「おしっこがなかなか出ません」 ▶「おしっこが漏れてしまいます」

Q.1 排尿障害って何ですか？

Answer 尿意を感じてから尿を排泄するまでの排尿のプロセスに何らかの異常や障害が起きている状況を、排尿障害といいます。

たとえば、回数が頻繁になる「頻尿」、量が異常になる「多尿」や「乏尿」・「無尿」、排尿時に痛みを伴う「排尿痛」、尿をうまく出せない「排尿困難」、尿意と関係なく排尿が起こる「尿失禁」などがあります。

このように、ひと口に排尿障害といっても、いろいろな種類があります。それらを理解するためには、まず、排尿の仕組みを理解することが大切です。

Q.2 排尿にはどんな神経が関係しているの？

Answer 排尿には、膀胱と尿道括約筋が関係しています。膀胱と尿道括約筋には尿を溜めると尿を排出するという2つの相反する働きがあり、このプロセスは3つの神経の働きによって複雑に制御されています。まず、これらに分布している3つの神経を覚えましょう。イラストを見てください。

26

排尿障害

225

●関連する症状

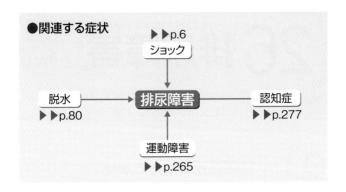

上から順番に、「下腹神経」、「骨盤神経」、「陰部神経」です。下腹神経と骨盤神経は自律神経ですが、骨盤神経の一部は知覚神経です。陰部神経は体性神経です。この3つが、脊髄の排尿反射中

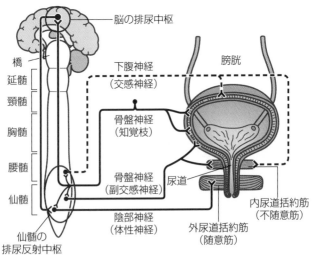

*骨盤神経は知覚神経と自律神経の両方の成分を含んでいる

枢・脳幹の排尿中枢を介して膀胱の排尿筋や尿道括約筋（膀胱括約筋）の弛緩や収縮を調節しています。

　下腹神経は、膀胱に尿がある程度溜まるまでは、膀胱の排尿筋を緩める働きをもっています。

　骨盤神経には、①膀胱の内圧の上昇を排尿中枢、排尿反射中枢に伝える、②排尿時は膀胱の排尿筋を収縮させ、膀胱の出口にある内尿道括約筋を緩めるという2つの役目があります。

　3つめの陰部神経は、尿を漏らさないように尿道を閉じる筋肉である、外尿道括約筋を支配しています。この陰部神経は、先の2つと異なって大脳皮質と連絡しているので、外尿道括約筋の弛緩・収縮、つまり「尿を出すこと」「止めること」は、自分の意思でコントロールできるのです。

尿を溜めておく仕組み

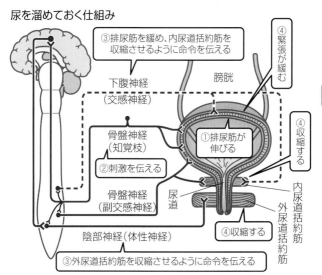

Q3 3つの神経と排尿との関係は？

Answer　膀胱に尿が溜まって膀胱壁が伸びると、その刺激が骨盤神経から脊髄の排尿反射中枢と脳幹の排尿中枢に伝えられます。すると、反射的に下腹神経に対し、「膀胱の排尿筋の緊張を緩めて膀胱にかかる圧力を減らし、内尿道括約筋を収縮させてしばらく尿を溜めておきなさい」という命令が出ます。同時に、陰部神経に対しても、排尿反射中枢を介して外尿道括約筋を収縮させるように命令が行き、尿が漏れないようにします。

膀胱に溜まった尿量がある一定量を超え、膀胱の内圧が増加すると膀胱壁が引き伸ばされることで、今度は大脳皮質にも尿が溜まったという信号が届き、これが尿意として感じられます。膀胱の内圧の上昇は排尿中枢にも伝わって骨盤神経が刺激されます。その結果、膀胱の排尿筋が収縮するとともに内尿道括約筋が緩んで、排尿の準備が整います。最後に、大脳皮質が「排尿しなさい」と命令を出し、それが陰部神経を介して伝えられて外尿道括約筋が緩み、排尿が起こります。

これらの排尿のメカニズムから排尿障害は、膀胱に尿を溜めておけなくなる蓄尿障害と、膀胱内の尿を排出することができなくなる尿排出障害に分類することができます。

Q4 尿の回数が増加する原因は？

Answer　個人差はありますが、排尿回数は1日当たりおよそ5～7回です。回数がそれ以上に増え、「何度もトイレに行かなくてはならなくて困る状態」を、頻尿といいます。では、なぜ頻尿になるのでしょうか。

水やビールを飲み過ぎたときには、尿の回数が増えます。しかし、これは過剰に摂取した水分が尿として排泄されるもので、尿を溜めておく機能に異常はありません。頻尿は蓄尿にかかわる筋肉の異常や損傷などによって、尿を溜めておけなくなったときに起こってきます。その代表例が膀胱炎です。

　膀胱炎になると、膀胱にそれほど尿が溜まっていないのに、しょっちゅうトイレに行きたくなります。これは、膀胱に炎症が起きることで膀胱粘膜が刺激され、まだ一定量を超える尿量が溜まっていないのに、脳がこの刺激を尿意として感じてしまうためです。

　膀胱の容量が減少して、溜められる尿量が少なくなった時にも、頻尿が起こります。

用語解説

梁状膀胱 ....

　前立腺肥大のように、膀胱よりも下部の尿路に通過障害があると、膀胱はより強く収縮して尿を押し出そうとします。その結果、膀胱壁の平滑筋細胞が肥大し、まるで天井に渡した梁（はり）のように膀胱の内側に突出します。この状態を、梁状膀胱（りょうじょう）といいます。膀胱壁も厚くなり、伸展しにくくなります。

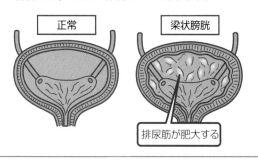

| 正常 | 梁状膀胱 |

排尿筋が肥大する

前立腺肥大では、尿道が狭くなるので、膀胱は狭いすき間から尿を出そうと収縮力を強めます。すると、排尿筋が肥大して膀胱の壁がしだいに厚くなり、梁状膀胱という状態になって膀胱が伸展しにくくなることで膀胱の容積が減少し、頻尿になります。

　この他の頻尿の原因としては、骨盤神経などの異常で尿が溜まっていないのに「溜まった」という刺激が伝えられてしまう神経因性膀胱や、精神的な緊張などがあります。40歳以上の人で増加している過活動膀胱では膀胱が尿の貯留に対して過敏になり、頻尿が起こります。利尿薬の服用も排尿回数を増加させます。

Q5 頻尿はどうやってアセスメントするの？

Answer　　頻尿が起きている原因を推測させるような症状がないかを観察します。頻尿の原因として多い膀胱炎では、頻尿に加えて排尿時に痛みがあり、尿量は少量で、細菌や白血球の混入によって濁って見えることもあります。

　また、70歳台以上の男性の9割に、前立腺肥大があるといわれています。前立腺肥大では、頻尿に加え、「トイレに行っても、尿がなかなか出ない」、「残っている感じがする」といった排尿困難や残尿感を伴います。

　過活動膀胱や膀胱炎では、尿意切迫といって急に強い尿意が起こり、尿が漏れそうになる状態を伴います。服用している薬剤に利尿作用がないかも確認しましょう。

Q6 頻尿はどうやってケアするの？

Answer 原因疾患が明らかな場合は、その治療を行います。膀胱炎は９割が大腸菌の感染によるものです。処方された抗菌薬を服用するともにたくさんの水分をとり、細菌と尿を一緒に流してしまうことが大切です。尿意を感じたときにはすぐにトイレに行けるよう環境を整えましょう。

また、高血圧で利尿薬を服用している患者については、夜中にトイレに起きなくてもいいように、薬を服用する時刻や量が適切かどうかも注意します。

Q7 排尿痛の原因は？

Answer 排尿時の痛みの原因は、膀胱、尿道およびその周囲（男性では前立腺など）の炎症が多く占めます。その他に尿路の結石や悪性腫瘍でも排尿痛が起こることがあります。

Q8 排尿痛のアセスメントとケアは？

Answer 排尿のどのタイミングで痛むのか聞き、原因疾患の治療につなげます。「排尿時に痛い」のは尿道の炎症、「排尿後に痛い」のは膀胱炎、「排尿の間中ずっと痛い」のは膀胱炎が悪化しているサインです。膀胱炎が悪化すると腎盂腎炎を起こす可能性があるため、至急治療が必要です。身体を冷やしたり、尿意を長く我慢したりすると、膀胱炎になりやすくなります。暖めること、水分を十分摂取して定期的にトイレに行き、尿路の細菌を尿と一緒に洗い流すことを勧めましょう。

Q9 排尿困難の症状と原因は？

Answer 　　　尿意はあるのに排尿に時間がかかる、もしくは普通以上に力を入れないと排尿できない状態を排尿困難といい、いくつかのタイプに分けられます。

「尿が出始めるまで時間がかかる」状態を遷延性排尿といいます。「尿を出し切るのに時間がかかる」のは苒延性排尿、「勢いよく出ず、チョロチョロでる」のは尿勢低下、「切れが悪く、ぽたっぽたっと続く」場合は、排尿終末時滴下といいます。これらの排尿困難の原因は下部尿路の通過障害や排尿筋の活動低下、尿道括約筋の機能亢進が考えられます。

高齢の男性の排尿困難は、前立腺肥大や前立腺癌によって尿道が狭くなるために起こるものが大部分を占めます。なお、前立腺肥大は尿道の周囲に起こるので、早くから排尿障害が出現します。これに対して前立腺癌は、尿道から遠い外腺とよばれる部位に発生することが多いので、一般に排尿障害が現れるまでに時間がかかります。

排尿筋の活動低下や尿道括約筋の機能亢進の原因としては、神経因性膀胱、糖尿病、脊髄の疾患、加齢などが考えられます。

尿をつくる機能には問題がなく、膀胱に尿が溜まっているのに排尿できないことを、尿閉といいます。尿量そのものが減少する無尿や乏尿とは区別します。

Q10 排尿困難はどうやってアセスメントするの？

Answer 　　　訴えの内容からどのようなタイプの排尿困難かを見極め、年齢や性別なども考慮に入れて原因

尿流測定 ....

尿流測定とは専用の装置を用いて1秒当たりの尿量（尿流率mL/秒）を経時的に記録するもので、尿の勢いや尿線が途切れたりする様子を知ることができます。尿の勢いをみる測定値としては、最大尿流率が重要です。

尿流は排尿ごとに違うので、何回か測定することが必要です。自宅でも、排尿量と排尿に要した時間から平均排尿率を求めることができます。最大尿流率と平均尿流率は相関しているので、尿の勢いを推測することが可能です。

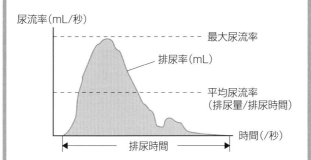

疾患を推測して治療につなげます。尿流測定という検査を行うと、排尿の様子を客観的に知ることができます。

Q11 排尿困難のケアは

Answer 尿閉のように、膀胱に尿が溜まっているのに出せない人には、導尿が必要になります。継続的に導尿が必要な場合は、患者が自分で導尿を行えるように支援します。尿路感染を起こしやすいので、陰部の清潔を保つこと、導尿

時の用具は消毒したものを使用すること、導尿前には手を洗うことが大切です。残尿も尿路感染の原因となるので、手で腹圧をかけるなどして膀胱内に尿が残らないようにします。

前立腺肥大による排尿困難は、手術や薬物療法で改善することができます。

Q12 尿失禁の原因とメカニズムは？

Answer 　尿失禁とは、自分の意思に反して尿が漏れ出してしまう状態をいいます。失禁が起こるメカニズムは、原因によってさまざまです。

出産後や年をとったときには、咳などをして腹圧がかかると尿が漏れることがあります。これを、腹圧性尿失禁といいます。妊娠や加齢によって膀胱を支えている骨盤底筋の筋力が衰えたりすると、膀胱が下がってきます。そこに腹圧がかかると、膀胱が圧迫されて尿が漏れ出してしまうのです。

また、強い尿意を感じて排尿を我慢できずに失禁してしまうことを、切迫性尿失禁といいます。脳梗塞や脳出血の後遺症、排尿に関係する神経の障害による神経因性膀胱や膀胱が過敏になる過活動膀胱などが原因となります。尿閉が続いているところに圧がかかり、尿がチョロチョロと漏れ出してくるのは溢流性尿失禁で、前立腺肥大などが原因になります。排尿そのものには障害がないのに、ADLが低下しているなどの理由でトイレが間に合わずに失禁してしまう状態は、機能性尿失禁といいます。膀胱の括約筋が傷つき、収縮できないために尿が漏れてしまう場合は、真性尿失禁といいます。また、子宮癌の浸潤などで尿道と腟の間に通り道ができると、腟には括約筋がないので、腟から尿が漏れることもあります。

Q13 尿失禁のアセスメントは？

Answer 　尿失禁について質問するときは相手を傷つけないよう、十分に言葉を選びましょう。失禁が起こる状況や尿意の有無などを尋ね、どのタイプの尿失禁に当たるのかをアセスメントします。

年齢や性別、既往歴も重要な情報です。男性で70歳台以上であれば前立腺肥大による溢流性失禁を、経産婦や高齢の女性では腹圧性尿失禁を疑ってみましょう。また、高齢者については、ADLをチェックし、「トイレまで遠くないか」「トイレにうまくしゃがめるか」「衣服や下着が上手に下ろせないなどの障害はないか」など、排尿行動を妨げている要因がないかを観察しましょう。

なお、子どもで4歳を過ぎても頻繁に夜尿がみられるようであれば、尿道、膀胱の神経機能の障害が疑われるので、検査を受けるように勧めます。

Q14 尿失禁のケアは？

Answer 　軽症の腹圧性尿失禁の場合は、膀胱や子宮などを支える骨盤底筋群の筋力を鍛える、骨盤底筋体操を勧めます。切迫性尿失禁の場合は、尿意を感じる前に早めにトイレに行く、時間を決めてトイレに行くことなどをアドバイスします。また薬物による治療も効果がある場合もありますので、専門医の受診を勧めます。最近は軽度の尿失禁に対してさまざまな尿吸収用のパッドも市販されています。

ADLの低下による機能性尿失禁は、排尿パターンを把握してトイレに誘導したり、環境を整えることで防止できます。安易にオムツを使うのは避けましょう。

26

排尿障害

Q 15 | 尿量が減少する原因とメカニズムは?

Answer
　　　尿は、腎臓で絶えずつくられています。健康な人の1日の尿量は、800〜1500mLです。物質代謝によって生じた老廃物を排出するためには、1日最低でも400mLの尿量が必要です。これよりも尿量が少ないと、老廃物の排泄が不十分になって血液中の老廃物の濃度が上昇し、さまざまな影響を生じます。問題になるのは、尿量が400mL以下の場合で、これを乏尿といいます。100mLを下回ると無尿といいます。

　乏尿と無尿は、腎臓を中心に尿ができる過程のどこに異常があるかにより、腎前性、腎性、腎後性に分けられます。

　腎前性の無尿や乏尿は、腎臓に入ってくる血液量が減るために起こります。ショック(→p.6参照)、脱水(→p.35参照)、心不

COLUMN

機能性尿失禁のケア

　実際の排尿行動には、純粋な排尿以外に、トイレまで行く、下着を脱ぐ、排尿の姿勢をとるという行為も含んでいます。機能性尿失禁は、このような排尿に関係する条件を整えさえすれば、防ぐことができるものです。

　まず重要なのは、その人の排尿のパターンをつかんで、余裕をもってトイレに誘導することです。尿意を自分で伝えられない人でも、注意深く観察すると尿意を感じているサインを見つけることができるかもしれません。着脱が容易な衣服や下着を着用する、便器にしゃがみやすいようにトイレに手すりを付けるなど、自立して排泄が行えるように利用できる道具を活用します。利尿薬を服用している場合は、服用時刻にも配慮します。

全などが原因として考えられます。

　腎性の無尿や乏尿は、腎臓そのものの障害によって起こるものです。糸球体腎炎や糖尿病腎症、高血圧による腎硬化症などによって糸球体が障害され、尿がつくれなくなる状態です。他には、造影剤の副作用による急性尿細管壊死で腎不全が起こった場合にも乏尿や無尿が起こります。腎後性の無尿や乏尿は、結石、腫瘍、血腫、前立腺肥大などによる尿の通過障害によって起こります。

　逆に尿量が2500 mLを超える場合を多尿といいます。原因としては、水分摂取の過剰と、抗利尿ホルモンが関与する尿崩症が考えられます。抗利尿ホルモンは下垂体後葉から分泌され、集合管からの水分の再吸収を促進するホルモンです。下垂体の腫瘍などで抗利尿ホルモンが減少すると、水分の再吸収が低下して尿量が増加します。

Q16 尿量減少のアセスメントは？

A　まず、尿量の減少が急激に起きたのか、徐々に起きたのかを把握します。急激に起きる乏尿や無尿は、脱水やショック、尿細管壊死などによる急性腎不全といった重篤な病態が背景にあり、すぐに適切な対応をとらないと生死にかかわります。尿量とともにバイタルサインをチェックし、全身状態を観察して原因を推測します。尿細管壊死は、ショックなどによる腎虚血のほか、血管造影剤によっても起こるので、これらの使用歴も確認しましょう。

　結石による腎後性の乏尿では、腎疝痛とよばれる激しい痛みを伴うことがあります。また、超音波検査で腎盂の拡張があるかどうかをみることによっても判断できます。

Q.17 尿量減少のケアは？

Answer 原疾患の治療とケアを優先します。循環血液量の減少があれば輸液をし、尿を出すようにします。外から与えた水分の量（in）と、尿量（out）をチェックし、両者のバランスがとれているかに注意します。

　急性の腎不全を起こしている場合は、安静が必要になります。仰臥位は腎血流量を増加させ尿量を増加させるので、慢性的に尿量が減少している場合は、意識的に仰臥位の時間を設けましょう。糸球体腎炎などによる腎性の乏尿では老廃物を尿中に排泄できないため、水分やタンパク質、カリウムの制限が必要になります。このように、日常生活上の制限が必要になることが多いため、患者や家族にその必要性を十分に説明し、セルフケアができるように促すことも大切です。

27 高血糖

Q.1 高血糖って何ですか？

Answer 　　血液中の糖質は、ブドウ糖（グルコース）が大部分を占め、ごくわずかに果糖（フルクトース）、ガラクトースが含まれています。高血糖とは、血液中に含まれるブドウ糖が増えすぎ、正常値を超えてしまう状態をいいます。

　ただし、食事をした後は、食物中のブドウ糖が消化管から吸収されるので、誰でも血糖値が上がります。そのため、血糖値が正常かどうかをみるための検査は、空腹時に行います。正常な血糖値は、空腹時で60〜110mg/dLで、110mg/dLを超えると高血糖になります。

Q.2 血糖値はどのように調節されているの？

Answer 　　食後に増加した血糖値が時間とともに低下するのは、血糖値の上昇に対してインスリンが分泌されるためです。インスリンは骨格筋、肝臓、脂肪細胞が血液中のブドウ糖を取り込むのを促進します。また、肝臓や筋肉に対しては取り込んだブドウ糖からグリコーゲンへの合成を促進したり、タンパク質からのブドウ糖合成を抑えます。脂肪組織では取

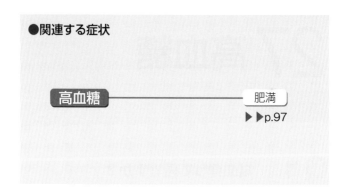

●関連する症状

高血糖 ──────────── 肥満
▶▶p.97

り込んだブドウ糖は中性脂肪となって蓄えられます。これらの作
用を通じてインスリンは血糖値を低下させます。

　反対に、血糖値を上昇させる作用をもつホルモンには、グルカ
ゴン、コルチゾール（糖質コルチコイド）、アドレナリン、成長
ホルモンがあります。これらのホルモンは、肝臓や骨格筋、脂肪
組織に蓄えてあったグリコーゲンやタンパク質、中性脂肪から
ブドウ糖を産生したり、インスリンの作用を抑えたり、腸管からの
糖の吸収を増加させたりして血糖値を上昇させます（次ページ図
参照）。

　血糖値の上昇に働くホルモンが多いのは、神経細胞はブドウ糖
を主なエネルギー減としているため、血糖値が下がると神経細胞
の働きが低下して生命の危機に結びつくためです。生体にとって
は血糖値を保つことのほうがはるかに重要なのです。これらの血
糖値の低下や上昇にかかわるホルモンの分泌は、血糖値によって
調節されており、血糖値が高いときはインスリンが、逆に血糖値
が低下したときはグルカゴンなどが分泌され、血糖値を維持して
います。

　以上のことから、高血糖が起こるのは、血糖を下げるインスリ

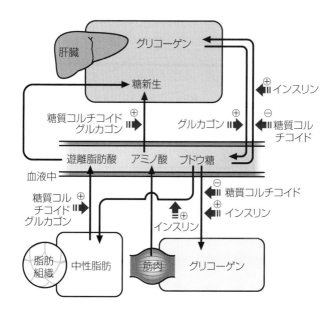

グリコーゲン

肝臓

糖新生

⊕
=■インスリン

糖質コルチコイド　⊕
グルカゴン　■■▶

グルカゴン ⊕
■■▶

⊖
■■糖質コルチコイド

遊離脂肪酸　アミノ酸　ブドウ糖

血液中

糖質コル ⊕
チコイド ■■▶
グルカゴン

⊖
■■ 糖質コルチコイド

⊕
■■ インスリン

≡⊕
■■
インスリン

脂肪
組織

中性脂肪

筋肉

グリコーゲン

ンが不足する場合と、血糖を上げるホルモンが増加する場合が考えられます。しかし、実際に重要になるのは、前者のインスリンの不足によるものです。

　さらにインスリンが不足するメカニズムとしては、インスリンの分泌量そのものの減少とインスリンの効き目が表れにくくなるインスリン抵抗性の2つがあります。

Q 3
血糖値の調整の異常を
みる検査は？

　　　　　高血糖に対する反応をみる検査として、「75gブ
nswer ＼ ドウ糖負荷試験」を行います。これは、空腹時に

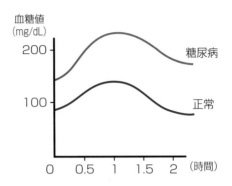

血糖値
(mg/dL)

200

100

0 0.5 1 1.5 2 (時間)

糖尿病

正常

75gのブドウ糖を口から摂取し、その後30分ごとに採血して2時間後までの血糖値を測定する検査です。

　糖尿病患者は、インスリンの働きが低下しているため、ブドウ糖摂取によって上昇した血糖値が正常に戻るのが遅れます。

Q4 ほかにはどんな検査データに異常がみられるの？

Answer　通常、身体の中では物質同士の反応は酵素によって行われます。しかし、高血糖が持続すると、酵素がなくてもブドウ糖がさまざまな物質と結合するようになります。このような現象を糖化といい、代表的なものが、ブドウ糖と結合したヘモグロビンである。糖化ヘモグロビン、またはグリコヘモグロビン（HbA1c：ヘモグロビンエーワンシー）です（用語解説参照）。高血糖が続くことでグリコヘモグロビンの値が増加します。グリコヘモグロビンを測定することで1〜2か月間の血糖の変動を知ることができます。

　糖化した血漿タンパク質としては他にグリコアルブミンがあ

グリコヘモグロビン（糖化ヘモグロビン）‥‥‥‥‥‥‥‥‥‥‥

　身体の中で物質が代謝されるには、酵素が必要です。糖尿病では、血糖値が高い状態が持続するため、血液中の糖とタンパク質が酵素の働きを介さずに結合してしまう現象が起きます。これをタンパク質の糖化といいます。血糖値は食事の影響などで変動しやすいものですが、一度糖化したヘモグロビンは赤血球の寿命が尽きるまではなくなりません。したがって、糖化したタンパク質が血液中にどのくらい存在するかを測定すると、長期（1～2か月くらい）の血糖値の変動、つまり血糖値のコントロールがうまくいっていたかを知ることができます。実際の測定には、糖化したヘモグロビンがよく用いられます。これがグリコヘモグロビンで、HbA$_{1c}$と表記されます。基準値は5.6％未満、5.6～5.9％で要注意、6.0～6.4％で糖尿病の疑い、6.5％以上で糖尿病とされています（NGSP値）。

り、アルブミンは半減期が短いため過去2～3週間の血糖値を反映しています。

　そのほかには、血液中のインスリン濃度の低下や、血中や尿中のインスリンの代謝物であるCペプチドの減少がみられます。

Q 5 Question　血糖値の上昇と疾患の関係は？

A nswer　インスリン分泌量が絶対的に不足していることが原因で起こる糖尿病を1型糖尿病、インスリンの分泌量は必ずしも不足していないのに、その働きが低下するインスリン抵抗性が関係して起こる糖尿病を2型糖尿病といいます。現在、日本には多くの糖尿病患者がいるとされていますが、その大部分は2型糖尿病です。

2型糖尿病は、遺伝的に糖尿病になりやすい人に、過食や肥満などの生活習慣が加わることによって発症することが知られています。肥満ではインスリンの分泌量が足りていても、その作用が十分に現れず、高血糖になりやすくなります。このようにインスリンの効き目が低下することをインスリン抵抗性といいます。日本人は、欧米人と比べて遺伝的にインスリンの量が少なく、それほど太っていなくても糖尿病を発症しやすいので、注意が必要です。

　その他には膵臓癌や肝疾患、グルカゴンや糖質コルチコイドといった血糖値を上昇させるホルモンが過剰になる疾患（グルカゴノーマやクッシング症候群など）でも高血糖が起こります。肝疾患で高血糖になるのは肝臓の機能が低下すると、ブドウ糖をグリコーゲンとして蓄えることができなくなるためです。

　また、妊娠中は胎盤由来のホルモンがインスリンの作用を抑えたり、胎盤からインスリンを分解する酵素の産生により血糖値が上昇しやすく、一定の基準を超えると妊娠糖尿病とよばれます。

Q6 インスリン抵抗性って何ですか？

A インスリンが血糖値を下げるためには、細胞のインスリン受容体と結合する必要があります。

　インスリンとインスリン受容体は、鍵と鍵穴に例えられます。インスリンという鍵が、細胞膜上にあるインスリン受容体という鍵穴に差し込まれると、その情報がブドウ糖を細胞内に取り込む扉であるグルコーストランスポーターに伝わって扉が開き、細胞の中にブドウ糖が入っていけるのです。

　脂肪組織や骨格筋に存在するグルコーストランスポーターは、普段は細胞質のなかにあります。インスリン受容体にインスリン

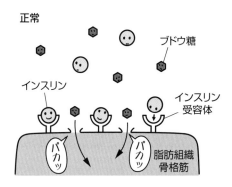

正常

ブドウ糖

インスリン

インスリン受容体

バカッ

バカッ

脂肪組織
骨格筋

が結合するとグルコーストランスポーターが細胞表面に移動して、ブドウ糖を取り込むことができるのです。

しかし、肥満になると脂肪細胞から血液中に遊離脂肪酸が放出され、これがインスリン受容体に作用して、インスリンが受容体に結合してもグルコーストランスポーターが細胞表面に移動できないようになってしまいます。すると、ちゃんとインスリンが分泌されているにもかかわらず、血液中のブドウ糖が細胞内に取り込まれなくなり、インスリンが血糖値を下げる役割を果たせなくなるのです。

他にインスリン受容体の数が減少したり、インスリンと結合できなくなったりすることでもインスリンの効き目が悪くなります。

Q7 インスリンの分泌が悪くなる病気には何があるの？
Question

Answer　1型糖尿病や膵臓癌があげられます。

インスリンは、膵臓のランゲルハンス島にあるβ細胞でつくられています。先天的な素因をもった人がウイルス

に感染すると、B細胞に対する自己免疫によってランゲルハンス島に炎症が起きてβ細胞が破壊され、インスリンの分泌が低下します。これが1型糖尿病です。

膵臓癌では、がんによってランゲルハンス島が破壊され、インスリンの分泌が悪くなります。

Q8 糖尿病が引き起こす合併症は？

Answer　糖尿病では、糖化した血漿タンパクが血管の受容体に結合することで、酸化ストレスが発生し、血管がダメージを受けます。このような変化は、とくに腎臓の糸球体の毛細血管に強く現れます。糸球体は滲み出したタンパク質によってしだいに硬くなって機能を失い、糖尿病腎症になります。糸球体の基底膜も障害され、タンパク尿が出現し、進行すると人工透析が必要になります。

眼にも影響が出ます。弱くなった眼底毛細血管壁にできた瘤が破裂して出血を起こし、失明につながることもあります。

また糖尿病では、血液中のブドウ糖を取り込めず、エネルギーとして利用できなくなるため、タンパク代謝や脂肪代謝にも影響を及ぼし、血液中のアミノ酸や脂質が増加してアミノ酸血症や脂質異常症が起こります。糖尿病による脂質異常症では動脈硬化が進行しやすく心筋梗塞や脳梗塞の発症リスクが高まります。

さらに、末梢神経の知覚が鈍ったり、排尿障害や排便障害を招いたりする糖尿病神経障害も、重要な合併症です。知覚障害によって足先の小さな傷に気づかず放置すると、傷に感染を起こし、免疫能が低下しているため感染が拡大します、さらに動脈硬化によって血流も悪化しているために広汎な壊死をきたし、いわゆる糖尿病性壊疽が起こる可能性が高くなり、最悪の場合は切断

が必要になります。

　この他、高血糖による浸透圧の上昇や、ケトン体の増加による
ケトアシドーシス（血液が酸性に傾くこと）が、意識障害を起こ
すこともあります。

Q9　糖尿病のケアは？

Answer　糖尿病は慢性疾患なので、患者自身によるセル
フケアが中心となります。

　糖尿病で最も重要なことは、合併症の発症をいかに防ぐかとい
うことで、そのためには血糖のコントロールが重要です。1型糖
尿病のようにインスリンを作る β 細胞が破壊されている場合に
は、生涯にわたってインスリンを投与する必要があります。そこ
で、患者や家族に自己注射の指導を行います。現在は、インスリ
ンポンプなどの方法もあるので、患者にとって最良の方法が選択
できるような情報提供を行います。

　2型糖尿病の患者では、血糖のコントロールに加えて生活習慣
の改善が重要で、薬物療法、食事療法、運動療法が治療の中心に
なります。経口糖尿病薬は作用機序によって服用するタイミング
が異なるので、正しいタイミングで服用できるよう支援します。
指示されたカロリーでバランスのよい食事を、1日3回きちんと
とるように指導します。食後の急激な血糖値の上昇は予後を悪化
させるので、ゆっくりよくかんで食べることも大切です。また、
適度な運動によって筋肉を動かし、脂肪を減らすと、インスリン
の効きがよくなります。ただし、動脈硬化による虚血性心疾患な
どの合併症があるときは、心臓に過度の負担がかからないように
気をつけます。

　また、糖尿病の患者は、靴ずれなど足の小さな傷が糖尿病性壊

27

高血糖

247

疽などにつながることがあります。伸びた爪で皮膚を傷つけないようにこまめに爪切りをする、足浴で循環をよくする、皮膚を清潔に保つ、傷がないかよく観察するといったケアも大切です。

　尿中に糖が排泄されるときに水分も排泄されるので、のどが渇き、渇きを潤すために水分を過剰摂取し、多尿になります。微生物に対する抵抗力も低下しているので、尿路感染症にかかりやすいことから、陰部を清潔に保つことも重要です。

　2型糖尿病でも、自己血糖測定やインスリンの自己注射が必要になることがあります。インスリンは投与量を誤ったりすると低血糖発作を起こして、重大な事故につながる危険がありますので、定期的にきちんと自己注射が行えているか確認したり、低血糖を防ぐための対策、低血糖になった時の対応がとれるように準備しておきましょう。

COLUMN
糖尿病のフットケア

　糖尿病の患者は、糖尿病神経障害による知覚異常のために傷ができても気づかず、さらに動脈硬化による血流障害によってに傷の治りも悪くなります。そのため、靴ずれのような小さな傷が、大きな傷につながることがあります。また、好中球の機能も低下するので、傷口に感染を起こしやすくなっています。

　壊死組織に嫌気性菌（けんきせい）が感染すると、組織の破壊が進んでいわゆる糖尿病性壊疽（えそ）に発展し、最悪の場合は切断ということになりかねません。その結果、歩行障害が起きれば、患者のQOLは著しく低下してしまいます。

　したがって、糖尿病の患者には、足に傷ができないように気を配り、足浴で足の血流を促すなどのフットケアがとても重要です。

28 頭痛

▶「頭が痛いです」

Q.1 頭痛って何ですか？

Answer 　頭痛とは、首から上、つまり頭部に感じる痛みを指します。ズキズキ、ガンガン、ズシーンなど頭の痛みを表す言い方はいろいろです。ただし、にきびや傷などの表面上の痛みや歯の痛みは頭痛とはいいません。

Q.2 どのようにして痛みを感じるの？

Answer 　脳そのものは痛みを感じません。
　たとえば、指先に針を刺すと「痛い！」と感じますね。これは、皮膚に痛みを感じる受容体があり、そこで受けた刺激が知覚神経を通じて脳に伝わり、「痛み」という感覚として認識されます。脳の神経組織自体には痛み刺激に対する受容体はなく、痛みを感じる受容体があるのは、血管と脳を取り巻く硬膜やクモ膜、頭にある筋肉、頭蓋骨を覆う骨膜などです。これらが刺激を受けると、痛みを感知して頭痛が生じるのです。

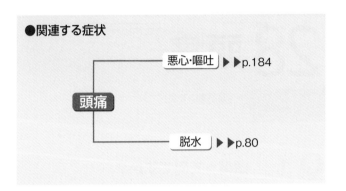

●関連する症状

```
                ┌─── 悪心・嘔吐 ▶▶p.184
                │
        頭痛 ───┤
                │
                └─── 脱水 ▶▶p.80
```

Q3 頭痛の種類は？

Answer 　大きく分けると、脳に何らかの病気があって起きる頭痛と、そうでないものに分類されます。

脳の病気からくるものとしては、脳腫瘍や脳出血、クモ膜下出血、髄膜炎に伴う頭痛があります。これらは、生命に重大な危険をもたらします。一方、脳の病気がなく、危険性が低い頭痛としては、「頭がズキズキする」といった片頭痛や、「肩が凝って頭が重い」といった緊張型の頭痛があります。

Q4 脳腫瘍や脳出血で頭痛が起こるメカニズムは？

Answer 　脳腫瘍や脳出血で痛みが生じるのは、腫瘍や出血した血液の塊である血腫が脳の血管を圧迫するために、血管の位置がずれたり、引っ張られたりするからです。すると、血管の受容体が刺激され、痛みが発生します。

また、脳はかたい頭蓋骨に囲まれた、かぎられたスペースのなかに位置しています。内部に腫瘍が血種ができることで頭蓋内圧

| 正常 | 腫瘍や血腫による圧迫 |

痛いよ〜

血管、硬膜やクモ膜　　　　　腫瘍や血腫など

が上がり、脳の中の血管や硬膜が引っ張られて血管の受容体が刺激され、痛みが起きるのです。

Q5 クモ膜下出血や髄膜炎で頭が痛くなるのはどうして？

A クモ膜下出血の原因の多くは、脳底部の動脈にできた動脈瘤が破れたものです。出血した血液は、脳と脊髄全体を覆うクモ膜下腔に充満し、その結果硬膜が引っ張られて激しい頭痛が起きます。

髄膜炎では、血液を介してクモ膜下腔に細菌が侵入し、それをやっつけるために白血球が集まってきます。その結果、クモ膜下腔に膿が溜まって硬膜が刺激され、頭痛が発生します。

クモ膜下出血や髄膜炎のようにクモ膜下腔への血液の貯留や炎症によって髄膜が刺激されて起こる症状を髄膜刺激症状（p.353参照）といいます。

28

頭痛

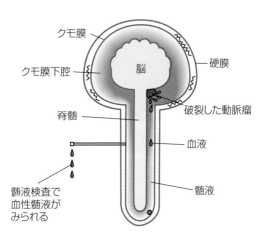

クモ膜
硬膜
クモ膜下腔
脳
脊髄
破裂した動脈瘤
血液
髄液
髄液検査で
血性髄液が
みられる

Q.6 目や耳の病気と頭痛の関係は？

Answer 緑内障によって眼圧が高まると、強い頭痛が発生します。中耳炎などの耳の病気からくる頭痛もあります。

Q.7 「脳に病気がないのに頭が痛い」と感じるメカニズムは？

Answer 片頭痛を例にとって説明しましょう。

片頭痛というのは表に示すように、脳の片側が痛む、痛みがズキズキと拍動性など、基準で定められた性質をもつ頭痛が一定時間続くもので、神経疾患と考えられています。片頭痛の原因はよくわかっていませんが、1つの説としてセロトニンによる血管の拍動が関係しているという考えがあります。

まずは、下の図を見てください。何らかの原因で血管が過度に拡張すると、血管の外側にある痛みを感じる受容体が刺激されます。その結果、痛みを感じる知覚神経が脳に信号を伝え、痛みが起こります。

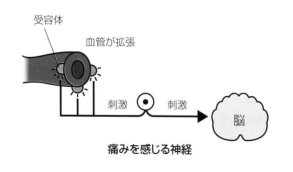

痛みを感じる神経

神経伝達物質であるセロトニンには血管を収縮させる働きがあり、セロトニンにより一旦収縮した血管が拡張するときに片頭痛が発生すると推測されています。

　片頭痛による痛みは血管が拡張するときに強まるため、片頭痛は「ズキズキ」という間欠的な痛みとして表現されます。また、最近は、血管に分布して痛みを伝える三叉神経の信号を受ける三叉神経核を中心に神経細胞が敏感になり、三叉神経からの信号をより強く感じるため痛みが強く起こるという説も提唱されています。

表 前兆のない片頭痛（migraine without aura）の診断基準

A. B〜Dを満たす発作が5回以上ある
B. 頭痛発作の持続時間は4〜72時間（未治療もしくは治療が無効の場合）
C. 頭痛は以下の4つの特徴の少なくとも2項目を満たす
1. 片側性
2. 拍動性
3. 中等度〜重度の頭痛
4. 日常的な動作（歩行や階段昇降など）により頭痛が増悪する、あるいは頭痛のために日常的な動作を避ける
D. 頭痛発作中に少なくとも以下の1項目を満たす
1. 悪心または嘔吐（あるいはその両方）
2. 光過敏および音過敏
E. ほかに最適なICHD-3*の診断がない

＊ICHD-3：国際頭痛分類第3版
〔日本頭痛学会・国際頭痛分類委員会訳：国際頭痛分類（日本語版第3版）、p.3、医学書院、2018〕

Q8 question 肩が凝ると頭が痛いのはどうして？

Answer　　ストレスが溜まると、気がつかないうちに顔もしかめっ面になってくることがありますね。

　このような状態では、顔面の筋肉の緊張が続きます。また、読書、手芸、執筆、あるいはパソコンなどの仕事を長時間続けた場

合も、同じように頭部、頸部、肩甲部の筋肉の緊張が続くことになります。

このような筋肉の緊張が続くことによって生じる頭痛を、「緊張型頭痛」とよびます。その機序についてはまだよくわかっていませんが、筋肉の緊張がとれれば解消することができます。

Q9 観察のポイントは？

Answer　　　まずは頭痛の発症の仕方や程度から頭痛の背後に重大な病気があるかどうか、病気によるものなら緊急の対応を要するものかどうかを見極めることがとても大切です。

たとえば、脳出血やクモ膜下出血からきているときには手術も含め、一刻も早い処置が必要です。CTやMRIなど検査の手配から手術の準備まで、すばやい対応が求められます。

いきなり痛みだしたのか、慢性的な痛みか我慢できる痛みかなど、頭痛の「起こり方」と「強さ」を観察します。また、一過性のものなのか、痛みが続いているのか、痛みが増しているのかといった「経過」も大切です。痛みが増強している場合は、出血部位が広がって頭蓋内圧が亢進している可能性があります。悪心・嘔吐（→ p.184参照）、発熱、流涙、痺れ、めまいなどの「随伴症状」についても問診します。

クモ膜下出血や髄膜炎では、髄膜刺激症状（p.353参照）がみられます。

さらにクモ膜下出血であれば「体験したことのない激痛がいきなり現れる」、髄膜炎では発熱や嘔吐を伴う」というように、原因によって頭痛のタイプや随伴症状が異なります。疾患別の頭痛の特徴をきちんと把握しておきましょう。

28

頭痛

幼児は「頭が痛い」と訴えることができず、機嫌が悪くなったり、「おなかが痛い」と言うことがあります。本当に痛いのはどこか、実際に指で示すなどして確認しましょう。

また、薬剤のなかには副作用として頭痛をきたすものもありますので、服用している薬についてもチェックしましょう。

Q10 頭痛を緩和するケアは？

Answer まずは安静です。楽な姿勢で臥床し、休息が取れるように、刺激の少ない落ち着いた環境を整えます。緊急度の高い頭痛ではなく、痛みが強くて睡眠が妨げられるような場合は、鎮痛薬が処方され、その与薬管理を行います。

片頭痛や緊張型頭痛は、精神心理的ストレスや身体的ストレスとの関係が強いと考えられています。これらを解消するためには、患者に合ったリラクゼーションも効果的です。必要に応じてマッサージやアロマテラピーを試みるのもいいでしょう。片頭痛の場合は、冷やすことで痛みが和らぐこともあります。

また、精神的イライラや緊張は、頭痛を誘発・増悪させやすいので、ドアの開閉音や足音、話し声、消毒薬や花の強い香りなどの刺激を避けるよう、環境調整も大切です。

29 言語障害

Q.1 言語障害って何ですか？

A.nswer 言葉を話したり、相手の話す言葉を理解したりすることの障害を、言語障害といいます。

　なお、言語障害には、言語機能の障害だけでなく、言語発達の障害、聴覚障害によるものから構音・発声の障害まで、非常に広い範囲の障害が含まれます。ここでは、とくに成人の言語障害として重要な失語症を中心に述べます。

Q.2 言葉を話すメカニズムは？

A.nswer 言葉を話そうとする意思が起こると、この命令は左前頭葉にある運動性言語中枢（ブローカ野）から運動野に伝えられます。そして、話そうとする言葉を発するのに必要な声帯や口唇、舌、口蓋、顎などの音声・構音器官の筋肉を動かし、言葉になります。

　たとえば、「リンゴ」と言おうとするときには、ブローカ野が「リンゴ」という言語の概念を、「リンゴ」と発音するために必要な筋肉の運動に変換し、運動野に伝えます。そこから発音に必要な声帯や口唇、舌、軟口蓋、顎などの各器官に命令が伝達され、「リンゴ」という言葉が発せられます（次ページ図参照）。

●関連する症状

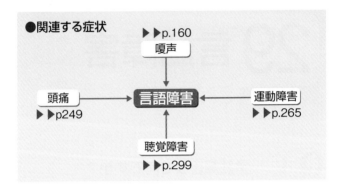

さらに、「リンゴ」という音を正しく発音するには、声帯や口唇、舌、口蓋、顎などの音声・構音器官に障害がないことも必要です。

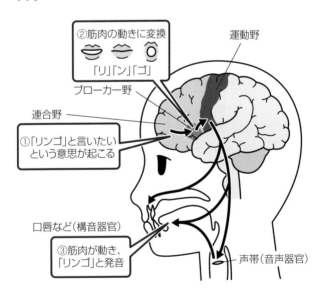

258

Q3　言葉を聞くメカニズムは？

Answer　「聞く」ということは、耳から入った音の情報を、言語として認識できることを意味します。聴覚野に入った音の情報は、感覚性言語中枢（ウエルニッケ野）に伝わります。そこで音が言語として認識され、聞いた言葉が何を意味するのかを理解します。聞いた言葉を理解するためには、聴覚が正常であることが前提です。聴覚障害（→p.299参照）があると、言語機能にも影響を及ぼします。

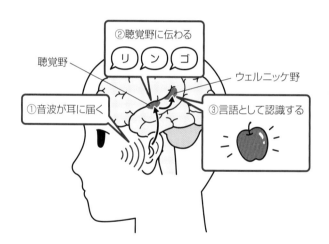

聴覚野

①音波が耳に届く

②聴覚野に伝わる

リ　ン　ゴ

ウェルニッケ野

③言語として認識する

Q4　言語障害にはどんなタイプがあるの？

Answer　言語障害には、①言語機能にかかわる脳の部位の病変により、いったん獲得された言語が失われ

てしまう失語症、②言語機能は正常なのに、音声・構音器官やこれらを支配する神経に障害がある音声障害・構音障害、③聴覚障害や知的機能の障害などにより、言語機能の発達が遅れる言語発達遅延、などがあります。

　音声器官である声帯の障害によって起こる嗄声(させい)(→p.160参照)は、言語障害の1つであるといえます。

Q5 失語症ではどんな症状がみられるの？

Answer 　失語症では、程度の差はあれ、聞いたことの意味の理解に障害が起きます。また、自分の言おうとしていることとは違うことを言ってしまう錯語(さくご)、言葉(とくに物の名前)が思い出しにくくなる喚語困難(かんごこんなん)がみられます。

　失語症は、障害される部位によってさらに分類され、症状にも違いがみられます。代表的なものは、ブローカ野の障害による運動性失語と、ウエルニッケ野の障害による感覚性失語です。

　運動性失語では、話していることは理解できますが、話そうと思う言葉がうまく出てきません。リンゴを見て、「これは何ですか」と聞かれたときには、質問の意味はわかるのでリンゴと答えようとします。しかし、何を言っているのかわかりにくかったり、話し始めるまでに時間がかかったりします。

　感覚性失語では、聞こえた音を意味のある言葉として理解することができません。発語はできるのですが相手の話を理解できないので、会話がかみ合わなくなります。「いい天気ですね」というのに対し、「私の名前は○○です」と答えるなど、全く的外れの応答をしたりします。

　そのほかには、復唱の障害が目立つ伝導失語、物の名前を思い

出しにくくなる代名詞失語、「話す」「聞く」「読む」「書く」の全てが障害される全失語、言語野とほかの皮質領域との連絡が障害されて発語や意味の理解は乏しくなるものの復唱は保たれているという超皮質性失語があります。

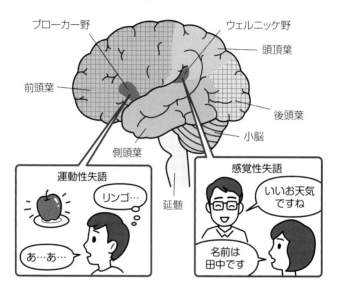

ブローカー野
ウェルニッケ野
頭頂葉
前頭葉
後頭葉
小脳
側頭葉
延髄

運動性失語
リンゴ…
あ…あ…

感覚性失語
いいお天気ですね
名前は田中です

Q6 失語症の原因は？

A 脳出血や脳梗塞などの脳血管障害、脳腫瘍や外傷、脳炎などがあげられます。また、アルツハイマー病やパーキンソン病などの神経変性疾患が原因になることもあります。

Q7 構音障害はどんな時に起こるの？

Answer 　　　　構音障害は、発音に関する筋肉や神経が障害され、正しい音を発音できない状態です。

「ぱぴぷぺぽ」と発音してみてください。1音ごとに口唇を閉じているのがわかると思います。顔面神経の障害などで口唇に障害があると、「ぱぴぷぺぽ」と言いたいのに、「はひふへほ」になってしまいます。

このほか、発音にかかわる筋肉・神経には、舌筋とこれをつかさどる舌下神経、軟口蓋とこれをつかさどる迷走神経などがあります。舌下神経が障害されると舌がもつれ、舌を使う「ラ行」が発音できなくなります。迷走神経が障害されると軟口蓋が麻痺するため、「ガ行」の音のように鼻に抜ける音の発音が障害されます。前歯も、音を漏らさないためには重要です。前歯が欠損した場合には、歯のすき間から音が漏れるため、サ行の音がうまく発音できなくなります。

Q8 言語障害はどうやってアセスメントするの？

Answer 　　　　まず、言語障害の原因となるような既往歴がないか確認しましょう。会話での受け答えを通じ、言語障害の種類（失語症なのか、構音障害なのかなど）をアセスメントします。たとえば、こちらの話すことは理解できているようなのに受け答えに時間がかかるようなら運動性失語、すらすら話せるのに会話がつながらないようなら感覚性失語、単に話していることが聞き取りにくいような場合は、構音障害ではないかと考えることができます。

失語症については、話す能力、聞く能力に加えて書く能力と読む能力を調べることにより、どのタイプの失語症なのかを推測することができます。麻痺など、言語障害以外の症状の有無や既往歴も、言語障害の種類を判断するのに役立ちます。

　正確なアセスメントのためには、さまざまな言語検査（用語解説参照）を活用します。正確なアセスメントは、言語聴覚士のよ

言語検査

　失語症の診断には、標準化された言語検査を行います。聞く、話す、読む、書くといった言語の様式についての能力を調べる総合的失語症検査では、失語のタイプや重症度を明らかにします。標準失語症検査（SLTA）、WAB失語症検査、老研版・失語症鑑別診断検査（DD2000）、トークンテストなどがあります。

　SLTAを例にあげると、「聴く」に関しては「聞いた単語や文章を選ぶ」「簡単な命令に従う」、「話す」に関しては「動物の名前などを制限時間内でできるだけ多く列挙する」、「絵を見てその内容を説明する」、「物を見て名前を答える」、「検査者の言ったことを復唱する」、「簡単な漫画の筋を説明する」といった内容について検査を行います。その他、「読む」では単語や文章の音読の能力と読解力について、「書く」では自発書字、書き取り、単語の書称、写字の能力についての検査を行います。

　SALTの検査項目は26項目あり、すべての項目について評価すると、通常2時間程度かかります。そのため、項目からいくつかをピックアップして15〜30分程度で行えるようにしたスクリーニング検査で、まず大まかに言語障害の全体像を把握します。スクリーニング検査では、同時に発話の明瞭度や異常度といった構音や音声機能の評価を行うことができます。

うな専門家に依頼します。

Q9 言語障害のケアは？

Answer 相手の言語障害の種類に適したコミュニケーションの手段を工夫し、お互いの意思がよりスムーズに伝わるように努めます。

失語症は、リハビリテーションによってある程度、回復するといわれています。そのためには話すこと、会話することがいちばん大事です。よい話し手、よい聞き手になるように心がけましょう。なかなか言葉が出てこなくても余裕をもって待つ、「はい、いいえ」で答えられるように質問の仕方を工夫する、勝手に会話を中断して自分の解釈を押し付けない、などに注意します。錯語があって言いたいことと言っていることが食い違う場合があることも、心に留めておきます。また、感覚性失語の場合は、こちらの話がきちんと伝わったのかを確認します。落ち着いて会話できる環境をつくることも大切です。

構音障害も、リハビリテーションによって改善が期待できます。構音障害では、言っていることがうまく伝わらないことがストレスになることが多いので、書いてもらったり、短い文でゆっくり話してもらうなどの方法で、意思の疎通を図ります。常にコミュニケーションをとっていれば、ある程度、相手の言わんとすることを理解することができるようになります。ただし、自分の解釈が正しいのかを必ず相手に確認するようにしましょう。

リハビリテーションの結果、改善の傾向がみられて話せるようになってきたら、きちんと評価してあげましょう。

どんな場合でも、相手を尊重する姿勢をもち、尊厳を傷つけないような配慮をすることを忘れないでください。

30 運動障害

Q.1 運動障害って何ですか？

Answer 運動障害は、「運動麻痺」と「運動失調」に分けられます。それぞれ症状やメカニズムが異なるので、分けて説明します。

運動麻痺は、筋肉（骨格筋）あるいはそれに命令を送る大脳皮質や脊髄、末梢神経の障害により、自分の意思で筋肉を動かせなくなった状態をいいます。これに対して運動失調は、運動にかかわる筋肉の動きを調整する機能が失われ、スムーズな運動が障害された状態を指します。

Q.2 どうやって身体を動かしているの？

Answer まず、運動が起こるメカニズムを理解しましょう。身体を動かそうと思うと、これが大脳皮質の運動野に伝わり、行おうとする運動に必要な一連の筋肉を支配している運動ニューロンを興奮させます。この興奮は、脊髄（脳神経の場合は脳幹）で次の運動ニューロンに伝わります（この運動野の運動ニューロンから脳幹・脊髄の運動ニューロンまでの経路を、錐体路といいます）。脊髄の運動ニューロンの運動神経線維は脊髄を出て末梢神経になり、支配している筋肉に神経筋接合部

●関連する症状

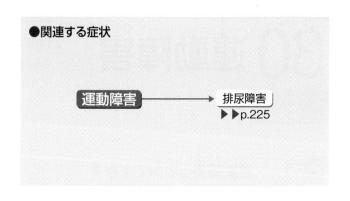

運動障害 ━━━━━━➤ 排尿障害
▶▶p.225

で命令を伝えます。このとき、神経線維の末端からはアセチルコリンが分泌されます。アセチルコリンは筋肉にある受容体に結合し、筋肉の収縮を起こします。これによって思ったとおりに身体

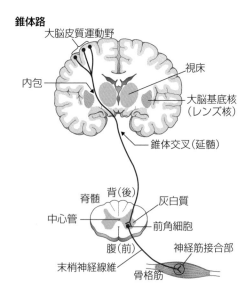

錐体路

大脳皮質運動野

内包

視床

大脳基底核
（レンズ核）

錐体交叉（延髄）

脊髄   背（後）

中心管   灰白質

前角細胞

腹（前）   神経筋接合部

末梢神経線維

骨格筋

を動かすことができるのです。

　脊髄の運動ニューロンは、運動野の運動ニューロン以外に、大脳基底核や小脳の神経細胞からも信号を受け取っています。これらの錐体路以外に運動にかかわる神経の経路を錐体外路といい、目的の運動をスムーズに行うために重要です（用語解説参照）。

　また、筋肉の収縮の様子は、筋肉にある筋紡錘という構造によって感知され、その情報を受け取る神経細胞と脊髄の運動ニューロンとの間には連絡があります。この連絡により、たとえば物をつかむとき、つかむ物の硬さや重さに応じて指の力の入れ具合を変えるといったように、目的の運動に応じて筋肉の収縮を調節することが可能になります。

　このほか、歩くときには意識しなくても腕が振られるといった自動的な運動には、大脳皮質の運動補足野という部分が関係しています。泳ぐ、自転車をこぐといった学習された運動プログラムは、この運動補足野に記憶されると考えられています。

Q3 運動麻痺の原因になる疾患は？

　A：最も多いのは運動野の運動ニューロンから筋肉に至るルートのどこかに障害をきたすような疾患により起こる運動麻痺です。このときには、運動ニューロンの命令が筋肉に伝わらなくなり、運動麻痺が起こります。代表的なものは、脳出血や脳梗塞などの脳血管障害、脳腫瘍などによる錐体路の圧迫です。ダメージを受けた箇所により、麻痺が現れる部位が異なります。

　交通事故や転落などの外傷による脊髄損傷では、損傷される脊髄の位置によって麻痺の範囲が決まります。頸椎捻挫で上部の頸髄が損傷すると全身麻痺（四肢麻痺）、腰髄より下の損傷では下

肢の麻痺が起こります（下肢麻痺、単麻痺）。末梢神経が切断されたときは、切断された神経の支配する筋肉に麻痺が現れます（単麻痺）。

　また、運動ニューロンそのもののダメージも運動麻痺を起こします。筋萎縮性側索硬化症（ALS）などの神経変性疾患では、脳や脊髄の運動ニューロンが徐々に変性していき、それに応じて次第に麻痺が進行していきます。

　重症筋無力症では、神経筋接合部で筋肉に命令を伝えるアセチルコリンの受容体に対する抗体ができます。これが筋肉のアセチルコリン受容体とくっついて、アセチルコリンの結合を妨害するために神経からの命令が筋肉に伝わらなくなり、麻痺が起こります。

Q4 脳血管障害では、どうして片麻痺が起こるの？

Answer　　片麻痺とは、片側の上肢や下肢が麻痺することをいいます。脳血管障害では、しばしば病変部と反対側の上肢や下肢に片麻痺が起こります。

　これは、脳出血や脳梗塞の好発部位である大脳基底核や視床のすぐ近くに運動野の運動ニューロンから出た運動神経（錐体路）の通り道である内包が位置しているためです。運動神経は内包を通った後、延髄の錐体で大部分が交叉して脊髄に至ります。そのため、内包が血腫で圧迫されたり、壊死や浮腫によって障害を受けると、ダメージを受けた部位と反対側に麻痺が現れるのです。

錐体路

大脳皮質運動野

障害される（右）

内包

視床

大脳基底核（レンズ核）

脳出血や脳梗塞

錐体交叉（延髄）

背（後）

脊髄

灰白質

中心管

前角細胞

麻痺が起こる（左）

腹（前）

神経筋接合部

末梢神経線維

骨格筋

Q5 顔の筋肉や眼の運動が障害される メカニズムは？

Answer　顔の筋肉や眼の運動は、脊髄を通らずに脳から直接出ていく脳神経によって行われます。

顔の筋肉のうち、表情に関係する筋肉は顔面神経、咀嚼運動に関係する筋肉は三叉神経、舌の動きに関係する筋肉は舌下神経が支配しています。眼の動きを支配しているのは動眼神経、滑車神経、外転神経です。したがって、これらの脳神経が障害されると、顔の筋肉や眼の動き、舌の動きに障害が出ます。

Q6 麻痺にはどんなタイプがあるの？

Answer 麻痺は、麻痺に陥った筋肉の緊張のタイプによって2つに分けることができます。

1つは、麻痺した筋肉を動かそうとしても全く抵抗が起こらない弛緩性麻痺で、筋肉の緊張は失われています。もう1つは、麻痺した筋肉を急に伸ばそうとすると抵抗が生じる、痙縮という現象がみられる痙性麻痺です。痙性麻痺では、筋肉の緊張は亢進しています。両者の違いは、筋肉を動かす経路のどこが障害されるのかによって生じます。

筋肉は、脊髄での反射により、引っ張られると自動的に収縮し、適度な緊張を保つことができます。この脊髄の反射を伸張反射といい、過度に伸張反射が起こらないように錐体外路系によって調節されています。脊髄の運動ニューロンよりも上位、すなわち脳の障害で錐体路だけでなく、錐体外路も障害される場合には、伸張反射の抑制が失われた結果、痙性麻痺が起こります。

これに対してより下位の筋肉や末梢神経、脊髄の運動ニューロンの障害では、伸張反射そのものが障害されてしまうため、筋肉を伸ばそうとしたときに収縮は起こらず、弛緩性の麻痺になります。

痙縮と同じく筋肉の緊張が亢進した、固縮とよばれる状態があります。痙縮が急速に筋肉を伸ばそうとするときにだけ抵抗が起こるのに対し、固縮ではゆっくり伸ばそうとするときにも強い抵抗が生じます。

麻痺のために筋肉を動かさずにいると関節や筋肉が線維化して固くなり、同じ位置から全く動かせなくなってしまいます。この状態を、拘縮といいます。

錐体外路

　運動野の運動ニューロンから脊髄の運動ニューロンに、ダイレクトに命令が伝わる経路が錐体路です。脊髄の運動ニューロンは、これ以外に、大脳皮質の運動前野や体性感覚野(反対側の皮膚感覚と深部感覚を受ける感覚野)から大脳基底核や脳幹部の神経核(神経細胞の塊、神経興奮の伝達の中継点)を経由する経路、小脳から脳幹部の神経核を経由する経路とも連絡しています。

　この錐体路以外の経路を、錐体外路とよびます。錐体外路の機能は、随意運動を行うときに、眼や耳などの感覚器からの情報を受け、これに基づいて脊髄の運動ニューロンの興奮を調節し、感覚と運動の統合と協調を行うことです。

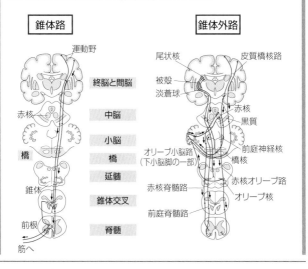

錐体路

運動野	
	終脳と間脳
赤核	中脳
	小脳
橋	橋
	延髄
錐体	
	錐体交叉
前根	脊髄
筋へ	

錐体外路

尾状核　　　　　皮質橋核路
被殻
淡蒼球
　　　　　　　赤核
　　　　　　　黒質
　　　　　　　前庭神経核
オリーブ小脳路　橋核
(下小脳脚の一部)
赤核脊髄路　　　赤核オリーブ路
前庭脊髄路　　　オリーブ核

Q7 運動麻痺はどうやってアセスメントするの？

Answer　まず、筋肉とそれを支配する神経の関係を頭に入れたうえで、既往歴や現病歴を確認し、麻痺の部位（上肢か下肢か、片麻痺か全麻痺かなど）、麻痺の性質（痙性麻痺か、弛緩性麻痺か）、麻痺の程度（少しは動くのか、全く動かないのか）などを観察し、障害が起きている場所を推測します。

顔面神経麻痺では、口角が垂れ（口角下垂）、水を飲もうとすると端からこぼれてしまいます。瞼が開きにくいのも特徴です。

病的な反射の出現の有無についても観察します。代表的なのは、バビンスキー反射の出現です。足底の外側部を踵のほうから小指の方向にこすると、正常では親指が足底側に曲がります。これに対し、バビンスキー反射では逆に背屈します。錐体路障害で下肢が麻痺した場合などにみられます。

四肢の麻痺の程度は、徒手筋力テストなどを用い、客観的に表します。

Q8 運動麻痺のケアは？

Answer　麻痺のある患者は、程度の差はあっても身体が動かないことへの不安やストレスを抱えています。努力してリハビリテーションをしてもなかなか回復しないケースや、ALSのように麻痺が進行していく病気もあります。そのため、精神的ケアがとても大切です。

また、麻痺した筋肉を動かさないままでいると拘縮が起きるので、予防が重要です。とくに、尖足（つま先立ちの状態のまま足の関節が固まってしまう）になると、歩行することができなくなります。

拘縮を防止するためには、できるだけ早い時期から膝を曲げる、足首を動かすなどの他動運動を行います。動かしていないときは、良肢位を保持するようにしましょう。さまざまな補助具を利用するなどして残された機能をフルに発揮し、できるだけ自立した生活ができるような援助をすることが大切です。

Q.9 運動失調って何ですか?

Answer　　運動失調とは、随意運動をスムーズに行うことができない状態をいいます。随意運動がスムーズに行えるのは、視覚や平衡感覚など感覚神経から送られてくる情報と、筋肉を動かすという命令とがうまく統合され、随意運動にかかわる複数の筋肉が協調して動くことができるからです。

　たとえば、物をつかもうとするときには、意識しなくても対象物まですっと手を伸ばし、それをつかむことができます。これは、目から入った対象物までの距離や手の位置に関する情報が、間接的に腕や手の筋肉の動きをつかさどる運動ニューロンにも伝えられ、それによって対象物の位置でちょうど手を止め、次に対象物をつかむように腕や手の筋肉が協調して動くからです。

　運動の統合・協調に重要なのが、錐体外路（用語解説参照）です。錐体外路は、感覚器からの情報を受け、これに基づいて脊髄の運動ニューロンの興奮を調節することで、運動の統合と協調を行っています。したがって、この部位が障害を受けるとスムーズな運動ができなくなり、運動失調が起こります。やり方はわかっているし麻痺もないのに、うまくできない状態です。

　なお、運動のやり方そのものを忘れてしまうことを「失行」といい、これは、運動の学習・記憶に関係するより高次の機能をつかさどる連合野の障害によって起こります。

Q 10　運動失調の原因になる疾患は？

Answer　　小脳が障害されたときに、最も顕著に運動失調がみられます。疾患としては、小脳出血や梗塞、外傷、腫瘍、脊髄小脳変性症などがあげられます。パーキンソン病では、中脳の黒質の神経細胞が減っていき、この細胞がつくる神経伝達物質であるドパミンの減少がみられ、錐体外路の情報がうまく伝わらなくなります。その結果、筋肉緊張の亢進による仮面のように表情のない顔つき、姿勢反射の異常による特徴的な前屈姿勢、丸薬を丸めるような手の振戦、小刻みな硬い動きによる歩行がみられます。

Q 11　運動失調ではどんな症状がみられるの？

Answer　　錐体外路の障害では、以下のような特徴的な症状がみられます。

測定障害：距離感をつかめない現象をいいます。物をつかもうとするときに、目標を行き過ぎたり、手前をつかんだりしてしまいます。小脳の障害で起こります。

運動分解：2つの運動を一連の動作として行うことができず、1つの運動を行ってから次の運動を行うというように運動が分解されてしまいます。小脳の障害による運動失調に特徴的です。

体幹失調：何か支えがないと、眼を開けていても絶えず身体の軸が揺れることで、小脳の障害で起こります。

ロンベルグ徴候：眼を開けていると起立していられるが、目をつむると倒れてしまうものです。小脳ではなく、深部感覚（運動によって起こる筋肉が緊張しているという感覚）がうまく伝わ

らないことに原因があると考えられています。

Q12 運動失調のアセスメントは？

Answer Q11で述べた症状の有無を観察します。検査方法としては、指鼻試験や踵膝試験があります。

指鼻試験とは、患者に人差し指で検査者の指に触ってもらった後、自分の鼻を触ってもらい、その運動を観察する方法です。小脳疾患による運動分解があると、検査者の指から鼻まで指を移動させる間に向きを変えることができず、途中で手を止めて指の向きを変えてから自分の鼻までもっていきます。

また、踵膝試験は、仰臥位になり、検査をする足の踵を反対側の膝にのせ、トントンとたたいてからすねの上を滑り下ろすものです。失調があると、踵を膝の上に乗せることができず、膝を飛

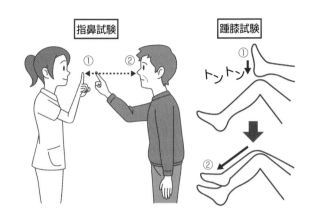

指鼻試験

踵膝試験

① ②

トントン

①

②

び越してしまったり、すねから外れたりします。

　これらのほかに、錐体外路が障害されたときに起こる特徴的な症状として、振戦があげられます。振戦は運動失調には含まれませんが、運動失調があると一緒にみられることが多い症状です。どこが障害されるかによって振戦のタイプが異なるので、運動失調のアセスメントを行う際には、振戦の有無やタイプの観察もあわせて行います。

Q13　運動失調のケアは？

Answer　運動失調からくる転倒など、二次的な事故を防止します。振り向いたときに転倒しないよう、後ろから声をかけたりしないようにし、ズボンの丈に注意したり、転びにくい履物をはく、手すりをつける、段差をなくすなどして環境を整備します。また、運動麻痺と同じく、精神的なケアも大切です。残された機能を維持し、できるだけ自立した生活ができるように援助しましょう。

31 認知症

▶「もの忘れが激しくなりました」
▶「家に戻る道がわからなくて迷いました」

Q.1 認知症って何ですか？

Answer いったんは正常に発達した記憶や判断力、思考力、知能、注意力、空間認識などの知的機能が低下した状態を認知症といいます。

Q.2 認知症になると、どのような症状が現れるの？

Answer 認知症の症状には、記憶、思考、見当識、理解、計算、学習、言語、判断といった高次の脳機能の障害による中核症状と、中核症状が原因で起こる行動面や心理面の症状である周辺症状（behavioral and psychological symptoms of dementia；BPSD）があります。

中核症状としては以下のようなものがみられます。

・集中力・注意力が低下し、テレビやラジオに集中できなくなる。
・ものごとの理解が悪くなる
・複雑なことを計画したり実行できない、同時に二つのことができない。
・最近の出来事が思い出せなくなり（近時記憶障害）、会話で同じことを繰り返す。

●関連する症状

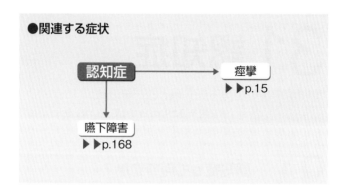

・会話の中で「あれ」や「それ」といった代名詞が増える。
・重症になると文法を間違えたり、人の言ったことをそのまま繰り返したり、独り言が増加し、最後は話さなくなる。
・道具の使い方や乗り物の乗り方などがわからなくなる（失行）。
・よく知っていた人、場所がわからなくなる（失認）。

　周辺症状としては、目的もなく歩き回る（徘徊）、攻撃的な言動、大声をあげる、食べ物でないものを口に入れてしまう（異食）、幻覚や妄想、不眠、無気力などがみられます。

Q3 Question　認知症による記憶障害と「もの忘れ」は違うの？

Answer　年齢を重ねるうちに「もの忘れが増えてきた」という方は多いでしょう。これは、加齢によって脳の神経細胞が減少するために起こる老化現象であり、病気ではありません。

　認知症では、神経細胞の変性・脱落が通常の老化によるものに比べてより早い時期に、また年齢に比してより強く起こります。

単なるもの忘れでは、朝食に何を食べたか思い出せないことはあっても、朝食を食べたことは覚えています。これに対して、認知症による記憶障害では、朝食を食べたこと自体を忘れてしまいます。

Q4 認知症が進行すると どうなるの？

Answer 認知機能の低下が進むことで、しだいに身の回りのことができなくなり、1人で生活することが難しくなります。それとともに、周辺症状も頻繁にみられるようになります。末期には、認知機能の著しい低下によってそれまで認識していた家族すらわからなったり家の中で迷ったりします。自発性・意欲が低下して、自分から動いたりすることがなくなり、感情の変化に乏しくなります。同時に、身体機能も徐々に低下し、歩行機能の低下により寝たきりになったり、嚥下機能の低下によって食事が摂れなくなったりします。亡くなる原因としては、誤嚥性肺炎や食事が摂れないことによる衰弱が多いといわれています。

Q5 認知症の原因になる病気は 何ですか？

Answer 認知症は、認知機能を担う神経細胞が病的に減少して起こります。その原因となる病気の代表的なものとして、「アルツハイマー病」と「血管性認知症」があります。アルツハイマー病は神経細胞の変性が原因で起こる変性型認知症の代表的な疾患で、性格の変化による攻撃的な行動が目立つピック病やパーキンソン病様の症状を伴うレビー小体型認知

症もこれに含まれます。ウイルスによる脳炎や後天性免疫不全症候群（AIDS）の末期、プリオン病などの感染症でも認知症を生じます。栄養欠乏やアルコール中毒など全身疾患による脳の障害も認知症を引き起こします。

Q6 アルツハイマー病によって認知症が起こるメカニズムは？

Answer アルツハイマー病は、認知機能を担う大脳皮質の神経細胞が変性し、その数が減っていくことによって起こる病気です。その結果、記憶力をはじめとしてそれぞれの神経細胞が担っていた機能が低下し、Q2にあげたような認知症の症状が出現します。アルツハイマー病では、神経細胞の減少によって脳全体、とくに記憶に関係する側頭葉の海馬に当たる部分が萎縮していきます。成人の脳の重さは、通常約1400gですが、アルツハイマー病では800〜900gにまで減ってしまいます。

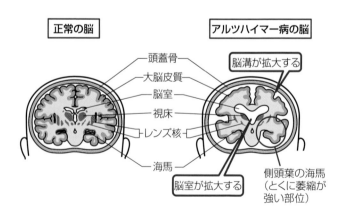

正常の脳

アルツハイマー病の脳

頭蓋骨
大脳皮質
脳室
視床
レンズ核
海馬

脳溝が拡大する

脳室が拡大する

側頭葉の海馬
（とくに萎縮が
強い部位）

Q7 血管性認知症のメカニズムは？

Answer 脳の血管に認知症の原因があるものを血管性認知症といいます。血管性認知症の原因としては、脳梗塞が広い範囲で多発することによる場合や、大脳白質の動脈硬化によって血管の内腔が狭くなり、神経細胞に行く血流が減少し、神経細胞が次第に変性・脱落するビンスワンガー病があります。

Q8 認知症はどのようにしてアセスメントするの？

Answer アセスメントツールを利用し、認知症の程度やどのような機能が衰えているかを客観的にアセスメントします。

わが国でよく使用されるものに、「長谷川式簡易知能評価スケール（HDS-R）」があります。長谷川式スケールは、「自分および自分が現在置かれている状況についての認識」、「新しく学習したり経験したことを印象づけて覚える」、「計算能力」、「過去のことを思い起こす、記憶の再生」、「常識」の質問からなっています。

しかし、アセスメントツールは万能ではなく、これ以外に患者と接することを通じて得たいろいろな情報も参考にすることを、忘れないでください。

また、患者の行動を観察するときは、認知レベルの評価に留まらず、たとえば、火の不始末を起こす可能性がないかなど、認知症が患者の生活にどのような影響を与えているかを評価することが大切です。生活に与える影響をみる指標としては、「認知症高齢者の日常生活自立度」（用語解説参照）があります。

認知症高齢者の日常生活自立度

認知症により、どの程度日常生活の自立が障害されているかを表す指標です。

I	何らかの認知症の症状を有するが、日常生活は家庭内および社会的にほぼ自立。在宅生活、1人暮しも可能		
II	日常生活に支障をきたすような症状・行動や意思疎通の困難さが多少見られても、誰かが注意していれば自立可能。在宅生活が基本であるが、一人暮らしは困難な場合もある	IIa	家庭外でIIの状態がみられる（慣れない場所で道に迷う、買物で金額を間違うなど）
		IIb	家庭内でもIIの状態がみられる（1人で留守番ができないなど）
III	日常生活に支障をきたすような症状・行動や意思疎通の困難さ（着替えができない、食事ができない、排便・排尿に失敗する、排徊などの異常行動）が時々みられ、介護が必要。在宅生活が基本であるが、1人暮らしは困難	IIIa	日中を中心としてIIIの状態がみられる
		IIIb	夜間を中心としてIIIの状態が見られる
IV	日常生活に支障をきたすような症状・行動や意思疎通の困難さが頻繁にみられ、常に介護が必要。家族の介護力によっては施設への入所も検討する		
V	著しい精神症状や問題行動（せん妄、妄想、興奮、自傷・他害など）あるいは重篤な身体疾患がみられ、専門医療が必要		

Q9 Question 認知症のケアはどうするの？

A Answer 尊厳を傷つけないこと、相手の人格を尊重することがいちばん大切です。

そのうえで、「どうやって症状が進行しないようにするか」を考え、「今ある機能を維持する」ようにケアしていきます。早期であれば、薬剤で認知症の進行を遅らせることも可能になってき

たので、早期診断は重要です。初期には、周囲が認知症と気づかないことが多く、それによる無理解な対応がトラブルをまねいたり、誤った対応が進行を早め、症状を悪化させてしまうこともあります。できるだけ早く認知症の徴候を発見して診断に結びつけ、認知症だということを理解した対応を取るようにしましょう。症状があっても周囲の理解や環境を整えることで、自立した生活を送ることが可能になります。

　患者のそれまでの人生を知る努力も大切です。それによって一見異常に思える患者の行動が理解でき、ケアの糸口がみえてくることがあります。ピアノが好きだった人ならピアノを弾ける環境を整える、農家の主婦だった人に庭仕事を手伝ってもらう、といったこともいいでしょう。

COLUMN

成年後見人制度

　認知症の高齢者が、騙されて不必要なものを買ってしまったり、勝手に財産を処分されてしまったり、といった話を耳にしたことはありませんか。認知症の高齢者が社会生活を営んでいくには、いろいろな危険がたくさんあります。そこで、このように判断能力がなくなってしまった成人本人とその財産を法的に保護するために設けられたのが、成年後見人制度です。この制度で注目したいのは、「任意後見制度」が新設されたことです。これは、十分な判断力があるうちに、あらかじめ任意後見人（代理人）を指名し、財産管理だけでなく介護・医療サービスなどの詳細な希望についても、事前に十分打ち合わせておくことで、認知症になったとしても可能なかぎり本人の意思が反映されるようにするものです。

Q10 記憶力低下には どう対応すればいいの？

Answer 記憶低下を補うための工夫として、「メガネ入れ」「歯ブラシ」など、物がある場所にメモを貼るのもいいでしょう。また、日付や時間を忘れてしまう場合には、カレンダーや時計を目立つところに設置するという方法もあります。

Q11 徘徊にはどう対応すればいいの？

Answer 行方不明になったり、事故に遭遇するおそれがあるので、衣服に住所・氏名・連絡先を縫いつけるなど、身元が確認できるようにしておきます。あらかじめ近所の人などに事情を説明し、協力を求めることも効果的です。最近では、行方不明になった人の情報を共通して、連絡ができるようなアプリも開発されています。外に出るときには、可能であれば、一緒についていき、適当なところで「戻りましょうか？」と促してみます。

Q12 妄想にはどう対応すればいいの？

Answer 「2階に泥棒がいる」「財布を盗まれた」といった妄想は、頭から否定してはいけません。「一緒に2階に行ってみましょう」「財布を探してみましょう」というように、理解と共感をもって接することが大切です。

32 めまい

▶「めまいがします」 ▶「目が回ります」
▶「くらくらします」 ▶「ふわふわします」

Q.1 めまいって何ですか？

Answer 実際に身体が動いているわけではないのに、身体やまわりの景色がぐるぐる回っている、もしくはふわふわ宙に浮いているみたい。このような「身体の位置やバランスの異常感覚」を主とする自覚的な症状が、めまいです。

Q.2 めまいはなぜ起こるの？

Answer めまいの原因を理解するためには、「なぜ、普段はめまいが起こらないか」を考えるのが近道です。

では、ちょっとその場に直立してみてください。それから、ゆっくりと身体を斜めに倒してみましょう。倒れないようにちゃんと必要な筋肉が収縮して姿勢を保ってくれますね。これは、バランスを保つ仕組みが正常に働いているからです。

Q.3 なぜバランスを保てるの？

Answer 身体には、自分の身体がどのような向きにあるのかを認識し、それに合わせて姿勢や目の位置を

●関連する症状

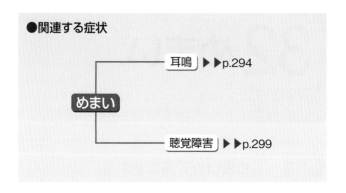

めまい ─── 耳鳴 ▶▶p.294

     └── 聴覚障害 ▶▶p.299

調節する機能、つまり平衡機能があります。この平衡機能の障害
により生じる平衡感覚の異常が、めまいとして感じられます。

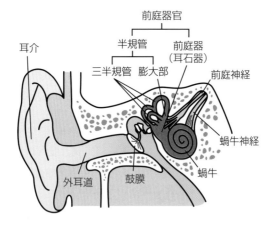

前庭器官

半規管   前庭器
        （耳石器）

三半規管 膨大部

前庭神経

耳介

蝸牛神経

外耳道 鼓膜

蝸牛

Q4 Question
平衡機能には身体のどの器官が 関係しているの？

Answer 耳は音を聞き取る聴覚だけでなく、身体のバランスを感じ取る平衡感覚という2つの感覚機能を備えた器官です。

耳は、外耳、中耳、内耳の3つの部分に分けられます。このうち平衡感覚に関係するのは、内耳にある前庭器官と半規管です。

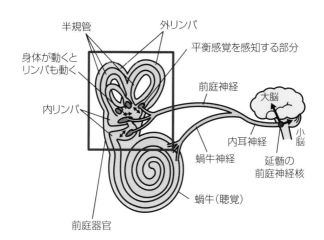

半規管

外リンパ

平衡感覚を感知する部分

身体が動くと
リンパも動く

前庭神経

大脳

内リンパ

内耳神経

小脳

蝸牛神経

延髄の
前庭神経核

蝸牛（聴覚）

前庭器官

Q5 Question
めまいのメカニズムは？

Answer まず上の内耳の図を見てください。内耳は、カタツムリに似た形をしている蝸牛（聴覚に関係する）と前庭器官、半規管がつくる管構造になっています。前庭器官は直線運動や重力、遠心力を感じ、3つの半規管は頭の回転を

感知します。

　これらの管の中は、リンパで満たされています。身体が動いたり、傾いたりすると、管内のリンパも動きます。このリンパの動きが平衡感覚を感じる有毛細胞に感知され、前庭神経を経由して小脳や大脳などに伝えられ、「身体の動きや向きに応じた姿勢を取るように」と司令が出ます。

　これらの過程のどこかに破綻が起こると、身体のバランスをうまく調整することができなくなり、めまいが生じます。

Q6 めまいを起こす疾患は？

Answer　めまいは、平衡感覚に関係する内耳の障害で起こる末梢性めまいと、姿勢や眼球運動を調節する脳の障害によって起こる中枢性めまいに分けられます。

　末梢性めまいの原因となる疾患としては、メニエール病、前庭神経炎、良性発作性頭位めまい、持続性知覚性姿勢誘発めまいなどがあります。

　中枢性めまいの原因となる疾患としては、小脳や脳幹の梗塞や出血、腫瘍などがあげられます。

Q7 めまいのタイプと特徴は？

Answer　めまいのタイプは、大きく4つに分類することができます。

① 回転性めまい

　自分自身や周囲が回転するように感じます。「くるくる回る」「ぐるぐる回転する」「揺れる」などと表現されます。

② 非回転性（浮動性）めまい

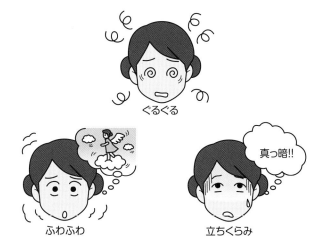

ぐるぐる

ふわふわ

真っ暗!!

立ちくらみ

　脳幹や小脳に虚血が起こることによって起きます。「ふらふら
する」「ふわふわする」「酔ったよう」などと表現されます。
③ 漠然としためまい
　情緒障害、不安症候群、うつ病などによって起きます。「頭が
ふらふらする」「目がくらむ」「倒れそう」などと表現されます。
④ 失神、前失神
　「立ちくらみ」「気が遠くなる感じ」と表現されます。冷汗、悪
心、不安感、一過性の視力喪失などを伴います。

Q8 メニエール病のめまいの
メカニズムは？

A nswer
　メニエール病とは、反復するめまい発作と難
聴・耳鳴を主な症状とする疾患で、回転性のめま

いがみられます。

　その原因は自律神経障害やストレス、内耳の循環障害により、リンパが過剰に溜まってしまうこと（内リンパ水腫）から生じるとされています。

　その結果、身体が傾いていないにもかかわらず、「傾いている」という誤った情報が脳に送られ、めまいを起こします。めまい発作を繰り返しながら、徐々に耳鳴や難聴が進行していきます。

Q9 Question　前庭神経炎で起こるめまいはどんなもの？

Answer　　前庭神経炎は、平衡感覚を伝える役目をしている前庭神経に、何らかの原因で炎症が起きるものです。突然起き上がれないほどの回転性の激しいめまいが出現し

COLUMN

メニエール病の症状・治療

　メニエール病では、突然起こるめまい発作と、めまい発作の反復に並行して次第に悪化する難聴・耳鳴りがみられます。

　メニエール病の治療は、まず、めまい発作を防ぐことが重要です。ストレス・過労を避け、規則正しい生活を心がけます。気圧の変化に敏感なので、飛行機に乗ったりすると発作が起こる場合があります。

　めまい発作時には、安静にするとともに、嘔吐などの症状に対して制吐薬の投与などの対症療法を行います。嘔気・嘔吐が強いと食事がとれない場合もあるので、栄養の補給も必要です。

　再発を繰り返す症例に対しては、内リンパ嚢を切開してリンパ水腫を軽減するなどの手術が行われることがあります。

ます。

風邪症状が先行してみられる症例もあることから、ウイルス感染が前庭神経に波及したことで起こる可能性が示唆されています。

Q.10 良性発作性頭位めまいのめまいは？

Answer 寝返りを打つ、起き上がるなどの動作で、頭を特定の方向に急に動かすと起こるめまいで、めまいを訴える原因としては最も頻度が高いものです。前庭器官の耳石の一部がはがれ、隣にある半規管に迷い込むことで発症します。

耳石は平衡感覚を感じる有毛細胞の上に乗っている小さな石で、身体が動いてリンパが動くとこの石も動き、この動きが脳に伝えられます。このめまいは一過性のもので、2～3週間すれば元に戻るとされています。

Q.11 小脳や脳幹の異常が疑われる めまいは？

Answer 「ふらふらする」「ふわふわする」などの特徴を伴う浮動性めまいでは、内耳ではなく小脳や脳幹の異常が疑われます。

たとえば、脳梗塞や脳出血、脳腫瘍によって小脳や脳幹がダメージを受けると、「身体が傾いている」という情報は届いても、身体の平衡を保つために姿勢や目の動きを調整することができないため、バランスを保てずにめまいが生じます。

Q12 立ちくらみのメカニズムは?

Answer 視細胞が受け取った光の刺激を視覚として感じる部分は、脳の後頭葉にあります。そこに血液を送る椎骨動脈の血流量が減ると、この部分の機能が停止して目の前が真っ暗になることがあります。

たとえば、急に立ち上がったときに立ちくらみがする場合があげられます。座位や臥位では、重力に抗して高い位置まで血液を送る必要がないため、心臓はそれほど強く収縮する必要がありません。しかし、突然立ち上がると、心臓の収縮力が追いつかず、結果として脳に十分に血が行きわたらなくなって立ちくらみが生じます。

Q13 観察のポイントは?

Answer まずは、めまいの特徴を把握します。「ぐるぐる」「ふらふら」「立ちくらみ」など、回転性・非回転性などのいずれに当たるのか、タイプを識別することが大切です。それによって、めまいの原因を推測し、脳血管障害のように緊急を要するものかどうかを見分けます。

また、めまいの程度、起こり方、姿勢や動作との関係、経過、目や耳の異常の有無など、めまい以外の症状はないかを注意深く聞きます。めまい以外の症状については、めまいの発生と関係がないかをチェックします。

平衡感覚に異常がないかどうかは、平衡機能検査によって知ることができます。平衡感覚が乱れると、眼振といって、眼球が特定の方向に行ったり来たりする動きを繰り返すことがあります。眼振の有無から、逆に平衡感覚に異常がないかを推測することも

できます。

Q14 めまいのケアは？

Answer 安静を保つことが第一です。音や光、振動はめまいや耳鳴りを増強します。照明を抑えた静かな部屋で、安楽な姿勢で心身の安静を図れるように環境を整えます。

めまいがあると、日常動作にも影響を及ぼすので、必要に応じて介助します。患者の動くペースに合わせ、せかしたり、焦らせたりすることがないように配慮します。

また、ベッドから起き上がるときには、一気に立ち上がらずにゆっくりと起きてもらうようにし、転倒を防ぎましょう。

難聴（→p.303参照）や耳鳴（→p.294参照）があり、言語によるコミュニケーションがうまくとれないときは、筆談など可能な方法を取り入れましょう。

用語解説

平衡機能検査

平衡機能の検査には、足踏み検査などの体平衡検査、眼運動検査、特殊平衡検査があります。

なかでも眼運動検査は、簡単で有効な検査なのでよく用いられます。代表的なものは、注視眼振検査と温度性眼振検査です。

注視眼振検査では、座位または仰臥位で前や上下左右をまっすぐ見つめてもらい、眼振の有無と性状を観察します。温度性眼振検査では、44℃の温水と30℃の冷水をそれぞれ外耳道に注入し、左右の眼振の誘発の程度、持続を比較することにより、迷路の機能を評価します。

293

33 耳鳴

▶「耳鳴りがします」
▶「頭の中で音がします」

Q1 耳鳴って何？

A nswer 　　　実際に音がしていないにもかかわらず、耳の中
や頭の中全体に音を感じる状態を、耳鳴といいま
す。耳鳴を経験したことがある人は多いと思いますが、それが気
になったり、不快になったりする場合に、医療上の問題になりま
す。

Q2 耳鳴はどうして起きるの？

A nswer 　　　まず、耳の構造と機能を復習しましょう。耳は
外耳、中耳、内耳に分かれます。内耳は、聴覚器
である蝸牛と、平衡感覚にかかわる前庭器官・半規管から構成さ
れます。聴覚器によって感じ取られた音の情報は、蝸牛神経、内
耳神経を経て大脳皮質に伝えられ、音として認識されます。これ
らのルートのどこかに異常があると、耳鳴が起こります（音を聞
く仕組みは→p.300参照）。

●関連する症状

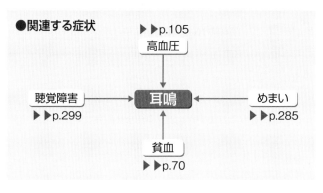

- 高血圧 ▶▶p.105
- 聴覚障害 ▶▶p.299 → 耳鳴 ← めまい ▶▶p.285
- 貧血 ▶▶p.70

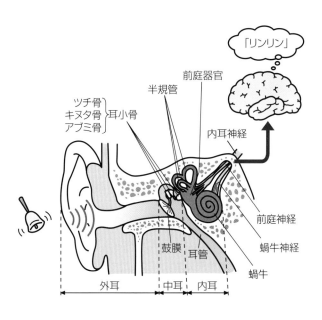

「リンリン」

- ツチ骨 キヌタ骨 アブミ骨 } 耳小骨
- 半規管
- 前庭器官
- 内耳神経
- 前庭神経
- 蝸牛神経
- 蝸牛
- 鼓膜
- 耳管

外耳 | 中耳 | 内耳

Q3 耳鳴が起きるメカニズムは？

Answer 耳鳴のほとんどは、自覚症状です。音色も音の大きさも、人によって違います。

音が知覚されるルートのいずれかが障害されると、耳鳴が起きることはわかっていますが、どのような仕組みで耳鳴が起きるのかは、今のところよくわかっていません。

聴覚器の疾患だけでなく、大きな音を聴きすぎたり、ストレスや睡眠不足で耳鳴が起こることもあります。薬剤の副作用として発生することもあり、ストレプトマイシンによる聴覚障害はよく知られています。

Q4 耳鳴がみられる疾患は？

Answer 耳鳴を起こす疾患は、大きく分けて、耳の疾患と全身疾患に分類されます。また、耳の解剖学的な構造から、難聴やめまい（→p.285参照）を起こす病気では、同時に耳鳴を起こすことが多いようです。耳の疾患としては、下記のような疾患があげられます。

・外耳から内耳の疾患（外耳炎、中耳炎などの炎症、耳垢などの異物）
・メニエール病
・耳管狭窄症
・突発性難聴などの聴神経異常
・聴神経や脳の腫瘍
・頭部の外傷

耳鳴を伴う全身疾患には、高血圧、貧血、糖尿病、心疾患などがあり、また血管の拍動を耳鳴として感じることもあります。

Q5 水中や飛行機の中で
耳鳴がするのはどうして？

A 水に潜ったり、飛行機に乗ったりすると、「キーン」と耳鳴がすることがあります。これは、水圧や気圧の変化によって鼓膜に圧がかかり、押さえつけられるような状態になるために起こる、一過性の耳鳴です。耳管から空気を抜いて鼓膜にかかる圧を取り除けば、消失します。

Q6 耳鳴はどうやって
アセスメントするの？

A 耳鳴は自覚症状ですから、まずは本人に耳鳴の性状を詳しく尋ねます。それに当たっては、アセスメントシート（日本聴覚医学会耳鳴研究会が作成した「標準耳鳴検査法」など）を利用すると、必要な情報を効率よく聴取することができます。検査としては鼓膜の動きを調べるティンパノメトリーや、気導聴力、骨伝導聴力を調べるオーディオグラムがあり、異常がどこにあるかを絞り込みます。

・耳鳴の場所：右耳か左耳か、それとも両耳か。頭の中か。
・音の種類：1種類、複数
・音の種類：キー（ン）、ザー、ジー（ン）、ビー（ン）、ゴー（ン）
・低い音（低音性）なのか、高い音（高音性）なのか。
・耳鳴の頻度：時々、たまに鳴る、いつも鳴っている。

また、耳鳴は難聴（→p.303参照）、耳痛、めまい（→p.285参照）、眼振や起立障害などを伴うことがあるので、これらの症状の有無も尋ねます。とくに高音性の耳鳴は難聴の徴候であり、注

意が必要です。

Q7 耳鳴のケアは？

Answer どんなタイプの耳鳴でも放置せず、耳鼻科の専門医の診療を受けることが重要です。原因になる疾患が明らかなときは、その治療を行います。耳鳴の治療としては、カウンセリング、あえて音のある環境をつくって耳鳴を感じにくくする音響療法、内耳の水分を減少させる利尿剤の投与やめまいに対する薬剤の処方、鼓膜に音圧をかけて中耳、内耳のリンパの循環を促す中耳加圧療法などが行われます。

耳鳴は、本人にとっては不快なものです。「治らない」と諦めがちですが、逆に耳鳴との上手な付き合い方をアドバイスすることも大切です。散歩や音楽鑑賞など、その人に合った気分転換を勧めましょう。

また、耳鳴の背景に精神的緊張やストレスが存在することがあるので、そのような要因がないか確認します。

患者と接するときは、耳鳴があることを理解し、ゆったりした雰囲気でコミュニケーションを取るように心がけましょう。

COLUMN
耳鳴のマスカー治療

マスカー治療とは、補聴器のような形をした「マスカー」とよばれる器具を耳鳴がする側の耳に取り付け、耳鳴が丁度聞こえなくなるくらいの大きさで、耳鳴に似た周波数の音を30分程流すことにより、耳鳴を遮ってしまうという治療法です。多くの患者で、マスカーを外した後も、一時的に耳鳴がなくなります。

34 聴覚障害

▶「音が聞こえにくくなりました」
▶「音が聞こえません」

Question 1　聴覚障害って何ですか？

Answer　音が聞こえにくい、または音が聞こえない状態を、聴覚障害といいます。

Question 2　音が聞こえるメカニズムは？

Answer　聴覚障害のメカニズムを理解するためには、「音が聞こえる」仕組みについて知ることが大切です。まずは、耳の解剖について理解しましょう。

音は、空気の振動というかたちで耳に入ります。これが外耳道で共鳴し、鼓膜を振動させます。鼓膜の奥には、ツチ骨、キヌタ骨、アブミ骨という3つの小さな骨（耳小骨）がつながって存在しており、鼓膜の振動はツチ骨、キヌタ骨、アブミ骨の順で伝えられます（→ p.295参照）。

内耳は、蝸牛（聴覚に関係する）、半規管と前庭器官（2つとも平衡感覚に関係する）からなる骨迷路と、それぞれの骨迷路の内部にある膜迷路からなっています。骨迷路は外リンパで、膜迷路は内リンパでそれぞれ満たされています。蝸牛の内部にある膜迷路は蝸牛管とよばれ、ここに聴覚器の受容器であるコルチ器が存在しています。アブミ骨は、ちょうどその広い面で、前庭窓に

●関連する症状

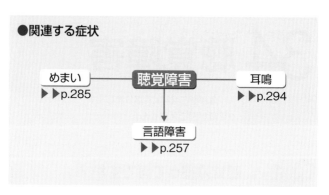

めまい
▶▶p.285

聴覚障害

耳鳴
▶▶p.294

言語障害
▶▶p.257

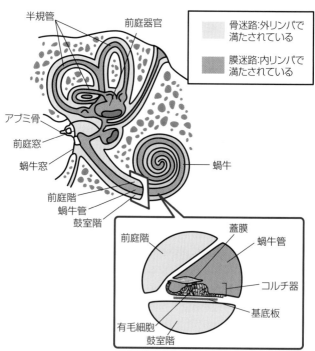

半規管

前庭器官

骨迷路:外リンパで満たされている

膜迷路:内リンパで満たされている

アブミ骨

前庭窓

蝸牛窓

蝸牛

前庭階

蝸牛管

鼓室階

前庭階

蓋膜

蝸牛管

コルチ器

基底板

有毛細胞

鼓室階

はまり込むようなかたちになっており、鼓膜からツチ骨、キヌタ骨を介してアブミ骨に伝えられた振動は、骨迷路の中の外リンパを揺らします。

この外リンパの振動は、内リンパ、コルチ器、蝸牛管の基底板を揺らします。その結果、基底板の上にある有毛細胞が振動することにより、上方にある蓋膜に押し付けられたような形になります。これが電気信号になり、蝸牛神経、内耳神経を伝わり、大脳の聴覚野に届いて音として感じられます。

外耳に音が入ってから聴覚野に達するまでの、これらのルートのどこかが障害されると、聴覚障害が起こります。

なお、音が内耳に伝わるルートは、今説明した空気の振動が伝わる「気導（空気伝導）」のほかに、頭蓋骨の振動が、側頭骨を介して直接、内耳のリンパを振動させて伝わる「骨伝導」があります。

Q3 聴覚障害にはどんな種類があるの？

Answer 　音が聞こえる仕組みは、音を伝える伝音系（外耳、中耳）と、音を感じる感音系（内耳と聴覚路）に分けられます。聴覚障害も、その障害部位によって「伝音性障害」、「感音性障害」、「混合性障害」、「機能性障害」に分けられます。

伝音性障害は、外耳から内耳までの空気の振動が伝わる経路の障害によって起こります。

感音性障害は、内耳と、内耳から聴覚中枢に至るルートの障害によって起こります。空気の振動（音）は伝わってきても、それを音として感じ取ることができない状態です。感音性障害は、さらに内耳に障害がある「内耳性（迷路性）障害」と、内耳から中

枢までのルートが障害されている「後迷路性障害」に分けられます。

　混合性障害は、伝音系と感音系の両方が障害されて起こります。機能性障害は、器質的な異常はとくにないのに「聞こえない」状態をいい、精神的なショックなどの心因的な要因が原因として考えられます。

Q.4 伝音性障害の原因は？

Answer　外耳の疾患では、外耳炎があげられます。炎症による浮腫のために外耳道が狭くなり、音が伝わりにくくなります。また、先天的な外耳道の狭窄や閉塞、腫瘍や外傷、耳垢(じこう)なども、伝音性障害の原因になります。

COLUMN

聴導犬

　視覚障害者の目になってくれる盲導犬と同じように、聴覚障害者の耳の代わりをしてくれる犬を、聴導犬といいます。人が好きで仕事をするのが楽しく、好奇心が旺盛、などの適性を基準に候補になる犬を選別し、約7か月～1年の訓練期間を経た後、聴導犬を必要とする方に無償で手渡されます。聴覚障害のある人がもともと飼っているペットを訓練する場合もあります。

　聴導犬の具体的な仕事内容は、目覚まし時計の音、笛吹きやかんの沸騰音、ドアのノック・チャイム、電話・ファックスのベル、赤ちゃんの泣き声、火災報知器・非常ベルなどの異常音、自動車のクラクションや名前を呼ばれたときなどを聞き分け、吠えることなく知らせ、誘導することです。聴覚障害のある人が快適で安全な生活を送れるように介助します。

中耳の疾患の代表は、中耳炎です。鼓膜が腫れたり、膿が溜まったりすると、鼓膜がうまく振動しなくなり、聞こえにくくなります。鼓膜に穴が空く、鼓膜穿孔（こまくせんこう）も同じです。また、頭蓋骨骨折などの外傷や、中耳の腫瘍が原因になることもあります。

Q.5 感音性障害の原因は？

Answer　内耳の障害によるものとしては、年をとって耳が遠くなる「老人性難聴」や「騒音性難聴」が代表的です。老人性難聴は加齢による有毛細胞や神経細胞の減少によるもので、高い音から聞きとりにくくなるのが特徴です。騒音性難聴は、騒音の中で働いている、ヘッドフォンで大きな音を聞き続けた、オーケストラの演奏者をしていたなど、いつも大きな音を聞いている環境にいるような状況によって有毛細胞が障害されることで起こります。メニエール病では、内リンパの過剰により、平衡機能とともに内耳も障害されます。外傷としては、スキューバダイビングやいきみなどによる内耳破裂があります。また、薬剤の副作用として起こる場合もあります。アミノグリコシド系抗菌薬のストレプトマイシン、カナマイシンによる難聴がよく知られています。

麻疹、インフルエンザ、母胎内での風疹感染などの感染症、糖尿病などの全身疾患でも、内耳の障害を引き起こすことがあります。また、突発性難聴のように原因のわからないものもあります。

内耳より中枢側の後迷路性障害を引き起こす原因としては、腫瘍、炎症、外傷、脱髄疾患が考えられます。具体的な疾患としては、聴神経に好発する神経鞘腫、髄膜炎、頭蓋骨骨折、多発性硬化症があります。

Q6. 聴覚障害はどうやってアセスメントするの？

Answer まずは問診で聴力障害をきたすような生活歴や既往歴がないかを確認します。問診などの会話をとおして、聞こえにくい状況があるかを判断し、もし聴力障害があるようなら、聴力検査を行って聴覚障害の程度やタイプを明らかにし、原因疾患の特定につながるような情報を集めます。テレビやラジオの音が大きくなったり、会話がかみ合わなくなることなども聴覚障害のサインかもしれません。

聴力検査は、通常、オージオメータを用いて行います。レシーバを着けていろいろな音を聞かせ、音の高低による聞こえ方や、どのくらいの大きさの音がどこまで聞こえるかを調べます。

音の高低は周波数：Hz（ヘルツ）で表され、周波数が大きいほど高い音になります。普通の会話で交わされる音は、500～2000Hzです。難聴の程度は、聞くことができる音の大きさで表され、単位はデシベル（dB）です。数値が大きくなるほど、難聴の程度が重くなります。正常では、20dB以下の音を聞き取ることができます。

気導聴力と骨導聴力は、それぞれ専用のレシーバーを使って音を聞かせることによって区別できます。気導聴力と骨導聴力の違いをみることにより、伝音性障害か感音性障害かを判断します。伝音性障害では、気導聴力のみが低下して骨導聴力は正常です。これに対して感音性障害では、両方とも低下します。そのほかには、言葉を聞かせて聞き取ってもらう語音聴力検査などが行われます。

滲出液や耳垢の有無といった、耳の観察も大切です。痛みやめまい、耳鳴がないかなど、聴力以外の症状も重要な情報になります。

Q7 聴覚障害のケアはどうするの？

Answer 　聴覚障害がある場合は、どうやってコミュニケーションをとるかを考えます。身振り手振りも交えて大きな声で、口をはっきりと動かして話し、話したことが相手に伝わっているか、きちんと確認しましょう。一方の耳が聞こえる場合は、聞こえるほうから話かけるようにします。状況に応じて筆談も行います。

耳が聞こえないと不安が増しますので、精神的なケアも欠かせません。

また、車のクラクションや駅でのアナウンスが聞こえないことなどから、事故に遭遇する危険性も高まります。事故を未然に防ぐために事前に注意点を確認し合い、外出時は付き添うなどの配慮も大切です。

最近は、補聴器（用語解説参照）の性能が向上しています。本人の意思を確認したうえで上手に利用し、聴力を補うことも検討してみます。

用語解説

補聴器

補聴器は、耳に入ってくる音の音量をマイクを使って大きくすることにより、聴力の低下を補う装置です。形態別に、耳穴に収まる耳穴型補聴器（耳介全面に入るフルサイズ、やや小型のカナル型、耳の穴に収まり外部からほとんど見えないマイクロカナル型がある）、耳にかけて使用する耳掛け型補聴器、ポケットなどに入れた本体とイヤホンをコードでつないで使用するポケット型補聴器、メガネのフレームを利用し、皮膚から音を伝える骨導メガネ型補聴器などがあります。

現在では、耳の形状と聴力に合わせて作る耳穴型のオーダーメイドの補聴器が広く使われています。補聴器のマイクが耳の穴の位置にあるため、自然に近いかたちで音をとらえることができます。

通常、保険は適用されませんが、聴覚障害の種類によっては、補聴器の給付を含めた公的支援を受けられる場合があります。補聴器に入った音声をデジタル化して処理を行った後に出力するデジタル補聴器もあり、アナログ補聴器に比べ、騒音のなかでも会話が聞き取りやすいなどの利点があります。

35 視覚障害

▶「目がかすみます」　▶「視力が落ちました」
▶「よく見えません」　▶「視野に黒い部分があります」

Q1 視覚障害って何ですか？

Answer 　「見える」という機能が障害された状態を、視覚障害といいます。視覚障害は、「物が見えにくくなる」という視力の障害と、「見えている範囲（視野）が狭くなる」という視野の障害に、大きく分けることができます。

このほかの視覚障害としては、色の区別がつきにくくなる色覚異常や、眼筋の障害によって物がずれてみえる複視があります。

Q2 視力が障害されるメカニズムは？

Answer 　物から目に入ってくる光は、角膜、水晶体、硝子体を通る間に屈折し、ちょうど写真のフィルムのように網膜上に見たものの像が映し出されます。網膜に達した光の情報は視細胞を興奮させ、これが視神経を伝わって脳の視覚野に達し、認識されます。視力の障害は、角膜から入った光が網膜に到達し、視覚野で認識されるまでの経路の障害によって起こります。

物から入った光が網膜上で像を結ぶためには、カメラのピントを合わせるのと同じように物との距離に応じて水晶体の屈折率を変えることが必要になります。この屈折率の調整がうまくいか

●関連する症状

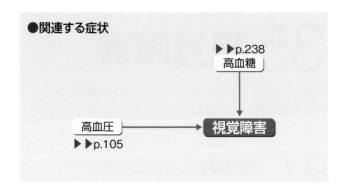

なくなり、網膜より前で像を結ぶ状態を近視、後ろで像を結ぶ状態を遠視といいます。像を結ぶ位置がずれる原因としては、角膜

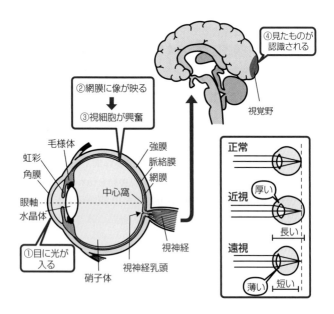

や水晶体の屈折に問題がある場合、眼軸（角膜と網膜を結んだ線）の長さに問題がある場合があります。乱視は、角膜の屈折率が部位によって違ったり、角膜表面に凹凸があることにより、網膜面にはっきりした像を結ばないために起こります。

Q3 Question 視力障害を起こす目の病気にはどんなものがあるの？

Answer 光の通り道に光を通しにくくするような要因があると、視力が落ちます。角膜では炎症（角膜炎）や傷、水晶体では白内障、硝子体では飛蚊症などが代表例です。

　眼球は、内側から、網膜、脈絡膜（ブドウ膜）、強膜という3層の膜で取り囲まれており、これらの異常も、視力障害を起こします。網膜の視細胞の神経線維は、視神経乳頭とよばれる部位に集まり、視神経となって眼球から出ていきます。網膜剥離では、網膜に裂け目や穴が生じ、そこに液体状になった硝子体が入り込むことで網膜が剥がれていきます。網膜が剥がれてしまうと視細胞から視神経に信号が伝わらなくなり、また脈絡膜の血管から酸素

用語解説

飛蚊症

　硝子体の内部は、ゼリー状をしています。これが部分的に液状になると、硝子体内の細かい線維が、その中を動くようになります。白いものや明るいもの（すべての光を反射する）を見た場合、この線維に光が当たると網膜に影として映り、まるで視野の中を蚊が飛んでいるように見えます。この状態が、飛蚊症です。網膜剥離の前触れとして現れることもあります。

用語解説

白内障 ‥‥‥‥‥‥‥‥‥‥‥‥‥‥‥‥‥‥‥‥‥‥‥‥‥‥‥‥‥‥

　目に入った光が網膜に達するためには、角膜、水晶体、硝子体のすべてが透明で、光を通す必要があります。白内障とは水晶体のタンパク質が変性を起こし、濁って光を通しにくくなった状態です。物は霞がかかったようにみえます。加齢による老人性白内障が大部分ですが、糖尿病の合併症や子宮内での風疹ウイルス感染による先天性白内障、外傷やブドウ膜炎によって起こるものもあります。

　視力障害が進行した場合には、超音波で水晶体の濁った部分をやわらかくして吸引し、その後に人工的につくったレンズを埋め込むという超音波乳化吸引術を行います。濁った部分が多くなるほど手術が大変になりますので、早めに眼科医を受診することを勧めましょう。

や栄養を受けられなくなってしまいます。遺伝性の網膜色素変性では、網膜の視細胞が変性します。ベーチェット病、ブドウ膜炎、サルコイドーシスでは、脈絡膜に炎症が起きることにより、視力が低下します。

　眼圧の亢進が、視力障害の原因になることもあります。眼球の内部には、水晶体と硝子体のほかに毛様体や虹彩の血管から分泌される眼房水がが存在しており、これらが、眼球内部の圧力（眼圧）を生んでいます。眼房水の産生と排出はつり合っているので、眼圧はいつも一定に保たれています。緑内障は、この眼房水がうまく循環しなくなり、眼圧が高くなる病気です。圧迫によって血流が障害された結果、視細胞が変性し、最悪の場合は失明してしまいます。緑内障では、視力よりも視野が先に障害されます。

　また、糖尿病や高血圧による眼底の毛細血管からの出血が、視力の低下をまねくこともあります。

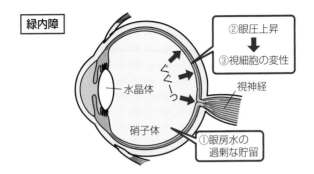

緑内障

②眼圧上昇

③視細胞の変性

水晶体

視神経

硝子体

①眼房水の
過剰な貯留

Q.4 視野が障害されるメカニズムは？

Answer 視細胞で受けた信号が、視神経によって大脳の視覚野に伝わるまでのルートに障害が起きると、視野障害が生じます。視野が障害されるメカニズムを理解するためには、視野と視神経の走行ルートの関係を理解する必要があります。ちょっと複雑ですが、イラストで確認しながら視野と視神経の走行ルートをみてみましょう。

左右の眼は、水平方向に約180度の視野をもっています。しかし、両方の目が180度のすべてを見ているわけではなく、それぞれの目が視野を分担しています。左の耳側の視野から入る光（①）は左眼球の鼻側の網膜に像をつくり、鼻側の視野から入る光（②）は耳側の網膜に像をつくります。右の目についても同じように、耳側の視野から入る光（④）は鼻側の網膜に、鼻側の視野から入る光（③）は耳側の網膜に像をつくります。網膜に達した光の情報は、左右とも鼻側の視野に対応する耳側の視神経は交叉せずに同じ側の視覚野に、耳側の視野に対応する鼻側の視神経は交叉して反対側の視覚野に伝えられます。

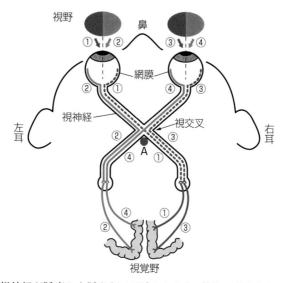

視野　　　　鼻

視野

網膜

視神経　　　　　　　視交叉

左耳　　　　　　　　　　　　右耳

Ａ

視覚野

　視神経が腫瘍や血腫などで圧迫されたり、外傷や炎症などで損傷を受けると、視野障害が起こります。視神経の走行と視野の関係から、損傷部位によって障害される視野が異なってきます。たとえば、下垂体の腫瘍などによって視交叉が内側から圧迫される（イラストのＡの部分）と、ここには左右の耳側の視野の情報（①、④）を伝える視神経が走っているので、両方の耳側が見えない両耳側半盲が起きます。左右の視神経が損傷を受けると、全盲（①、②、③、④）になります。

　左の視交叉から先の部位が損傷を受けると、両目の右側の視野（②、④）が見えなくなり、右の視交叉から先の部位が損傷を受けたときは、左側（①、③）が見えなくなります。

　このほか、緑内障では眼圧の亢進により、視野が外側からだんだん狭くなっていく求心性視野狭窄が起こります。中心性脈絡膜炎では、逆に真ん中だけが見えなくなります。高血圧、糖尿病に

よる眼底出血で視細胞が損傷を受けた場合には、損傷した視細胞に対応する視野の障害が起こります。網膜の黄色斑部に病変があると、中心部の暗点がみられます。多発性硬化症などの脱髄疾患（有髄線維の髄鞘が変性・脱落していく疾患）などによる視神経障害でも、視野障害が起きることがあります。

　脳出血や脳梗塞、脳腫瘍でも視神経から視覚野の通り道である側頭葉、後頭葉、大脳基底核に病変が生じると障害された部位に応じた視野の障害が起こります。

Q5 **視野障害の種類は？**

A 　視野の異常には、大きく分けて、狭窄、半盲、暗点があります。狭窄とは、視野が狭くなるものです。視野全体が狭くなる求心視野狭窄と、視野の一部が不規則な形で欠ける不規則視野狭窄とがあります。また、視野の半分が見えなくなるのが半盲で、視野のどの部分が障害されるかにより、両耳側半盲、右側半盲などとよびます。暗点は、視野の中に見えない部分があるものをいいます。

Q6 **視覚障害はどのようにアセスメントするの？**

A 　視覚障害は、ぼけて見える、目がかすむ、よく見えないところがある、物が二重に見えるなどの訴えとして現れてきます。どのタイプの見えにくさなのか、どちらの眼に起きているのか、どの部分が見えないのか、いつから始まったのか、どのように始まったのか（急に、徐々に）などを問診します。また、角膜の損傷や炎症、白内障による水晶体の混濁

など、目の状態について観察します。緑内障のなかには急激な眼圧の上昇を起こすものがあり、このときには目の痛みを伴います。そのため、目の痛みの有無も重要な情報です。

　視覚障害を伴う、脳出血や脳梗塞などの脳の疾患の病歴の有無、糖尿病や高血圧、ベーチェット病などの全身疾患の病歴の有無、網膜色素変性などの家族歴も尋ねます。

　検査としては、視力検査、眼底検査、眼圧測定、必要に応じて頭部のX線撮影やMRIなどが行われます。

Q7 視覚障害のケアは？

Answer　目が見えにくいと、転倒したり物にぶつかったりと思わぬ事故に遭遇することがあるので、事故防止に気をつけます。また、文字を大きく書くなどの配慮も必要です。眼圧は、交感神経の興奮によって上昇します。そのため、緑内障の患者に対しては、排便時にいきまないようにしてもらう、ストレスを避ける、刺激物の摂取を控えるなどの注意をうながします。

　視野障害があるときは、欠損している視野にあたる部分に物を置かないようにするなどの配慮をします。糖尿病や高血圧などの全身性疾患に伴う視覚障害のときは、血糖や血圧のコントロール、生活習慣の改善などのもとの病気を悪化させないことが大切です。

角膜移植

　角膜の障害によって視力を失った場合には、角膜を移植することによって視力を回復することができます。角膜は骨髄や腎臓と異なり、誰にでも移植することが可能です。角膜には血管がないので、移植をしても免疫系の細胞と出会うことがなく、拒絶反応が起きません。角膜を提供するためには、事前に意思表示カードに記入したり、アイバンクへの登録を行います。

36 黄疸

Q.1 黄疸って何ですか？

Answer 「何となく身体が黄色がかって見える」「白目の部分が黄色に見える」など、皮膚や眼球結膜（眼球の白い部分）が黄色に着色している状態を、黄疸といいます。外からは見えませんが、臓器も黄色に着色します。これは、血液中のビリルビンという物質が増加したために起こる症状です。ビリルビン濃度が異常に高くなると、ビリルビンが組織に沈着します。ビリルビンは黄色の色素なので、皮膚などが黄色に見えるのです。

Q.2 ビリルビンって何？

Answer 赤血球は、約120日の寿命を終えると脾臓で破壊されます。この時に赤血球のヘモグロビンのヘムの部分から鉄が外れ、ビリルビンが生成します。

つまり、ビリルビンはヘモグロビンの一部が代謝されてできる色素です。

●関連する症状

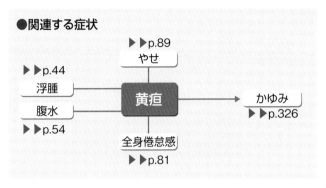

▶▶p.89
やせ

▶▶p.44
浮腫

腹水
▶▶p.54

黄疸

かゆみ
▶▶p.326

全身倦怠感
▶▶p.81

Q.3　その後ビリルビンはどうなるの?

A.nswer　ビリルビンは、脾臓から血液の流れに乗って肝臓に運ばれ、肝細胞で代謝されます。

　肝臓は有害物を排泄する働きをもっています。脾臓から肝臓に運ばれたビリルビンは、「非抱合型ビリルビン」(間接型ビリルビン)といい、これは身体にとって有害な物質です。そこで肝臓は、非抱合型(間接型)ビリルビンを身体の外に出すために、グルクロン酸と結合させます。グルクロン酸と結合したビリルビンは、水に溶けやすく毒性の少ない「抱合型ビリルビン」(直接型ビリルビン)に変わります。

　この抱合型(直接型)ビリルビンは、肝細胞から分泌される胆汁の中に排泄され、胆嚢、胆管を通って胆汁とともに十二指腸内に放出されます。その後、腸管内で細菌によって加水分解されてグロクロン酸が外れ、ウロビリノーゲンになり、さらに便中で酸化されてステルコビリンとして便とともに出ていきます。便の色は、このステルコビリンの色なのです。

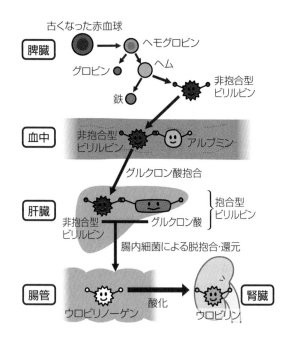

Q4 尿が黄色いのも ビリルビンに関係がありますか？

はい、そのとおりです。

Answer ウロビリノーゲンの一部は、腸管粘膜から再吸収され、門脈を通って再び肝臓に運ばれ、肝細胞に取り込まれます。肝細胞に取り込まれなかったウロビリノーゲンは、その後静脈を通って腎臓に運ばれ、尿中にウロビリンとして排出されます。だから、尿も黄色いのです。

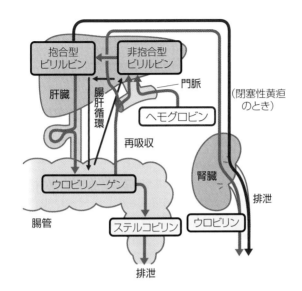

抱合型ビリルビン
非抱合型ビリルビン
肝臓
腸肝循環
門脈
（閉塞性黄疸のとき）
ヘモグロビン
再吸収
腎臓
排泄
ウロビリノーゲン
腸管
ステルコビリン
ウロビリン
排泄

Q5 どんなときに黄疸が現れるの？

Answer Q3、Q4で述べたように、寿命を終えて破壊された赤血球から生じたビリルビンは、肝臓で代謝されて便や尿に排泄されるため、血液中の値は一定以下に保たれます。しかし、この過程のどこかに異常があると、血液中のビリルビンが増加して黄疸が起きます。

主な原因は3つあります。1つ目はビリルビンが過剰に作られる時、つまり赤血球の破壊（溶血）が亢進した場合です。これを溶血性黄疸、または肝前性黄疸といいます。

2つ目は、肝臓の処理能力に何らかの障害が起き、ビリルビンをうまく胆汁中に排泄できない場合です。これを肝細胞性黄疸といいます。

3つ目は、胆汁が十二指腸に排出されるまでのルートである胆道のどこかに通過障害があり、腸管へのビリルビンの排泄が妨げられる場合があげられます。これを閉塞性黄疸といいます。

Q6 Question　どんなときに赤血球の破壊が亢進するの?

Answer　　代表的なのは、溶血性貧血です。溶血性貧血では、赤血球に異常があるなどの理由で赤血球がどんどん破壊されてビリルビンが生成されます。その結果、肝細胞でのグロクロン酸抱合が追いつかず、肝細胞に取り込まれなかった非抱合型(間接型)ビリルビンが血液中に増加して皮膚や臓器に沈着し、黄疸が起こります。肝機能が正常であれば胆汁中に排

COLUMN
血液脳関門

　成人の黄疸では、神経細胞にビリルビンが沈着することはありません。しかし、重症の新生児黄疸では、大脳基底核の神経細胞にビリルビンが沈着し、核黄疸を起こす危険があります。これは、新生児期には、血液脳関門という血液から神経細胞への物質の移動を制限するバリアが未熟であるためです。　脳の血管は、脳表をおおう軟膜とともに脳内に入るため、周囲を軟膜におおわれています。また、軟膜のない部分では神経膠細胞の突起が血管の周囲をびっしりと取り囲んでいます。そのため、ほかの部位の血管に比べ、血液中の物質が組織に簡単には移行しないように、また万が一移行した場合でも神経細胞が直接物質にさらされることのないようになっています。

泄される抱合型（直接型）ビリルビンの量も増加し、便や尿の色が濃くなります。

　溶血性貧血の原因となる病気としては赤血球が毛細血管内で鎌状に変形してしまう鎌状赤血球症、赤血球に対して自己抗体が産生されてしまう自己免疫性溶血性貧血があります。

　新生児黄疸も同じメカニズムが関与しています。新生児の赤血球のヘモグロビンは胎児型ヘモグロビンといい、出生後、大人と同じヘモグロビンに変わる過程で赤血球の破壊が起こり、ビリルビンが過剰に産生されます。さらに新生児は、肝臓の処理能力も未熟なため、黄疸が起こります。したがって、新生児の黄疸は生理的で、一時的なものだといえます。

　しかし、お母さんと新生児の血液型が合わない（母児血液型不適合）の場合には、お母さんの抗体によって新生児の赤血球の破壊が生理的な範囲を超えて起こり、大量の非抱合型ビリルビンが生じます。新生児では血液脳関門が未熟であるため、血液中の非抱合型ビリルビンが大脳基底核の神経細胞に沈着し、核黄疸を発症します。過去には脳性麻痺の原因になることもありましたが、現在では血漿交換や光線療法によって発症を未然に防ぐことができるようになりました。

用語解説

体質性黄疸 ‥‥‥‥‥‥‥‥‥‥‥‥‥‥‥‥‥‥‥‥‥‥‥‥‥
　肝細胞のビリルビン処理に関係する酵素が生まれつき欠損しているために発生する黄疸で、多くは家族性に発生します。非抱合型（間接型）ビリルビンの取り込みや肝細胞内での輸送に障害があるGilbert病、抱合型（直接型）ビリルビンの胆汁中への排泄に問題があると考えられているDubin-Johnson症候群などが知られています。

Q7 肝臓の処理の障害って、どういうこと？

Answer 肝細胞でのビリルビン処理は、①非抱合型（間接型）ビリルビンを肝細胞の中に取り込む、②グルクロン酸と結合させて抱合型（直接型）ビリルビンに変える、③抱合型（直接型）ビリルビンを胆汁中に排泄するの３つのス

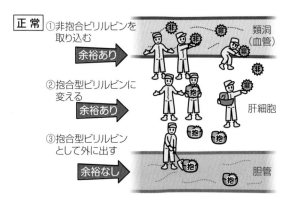

正常
①非抱合ビリルビンを取り込む
余裕あり

②抱合型ビリルビンに変える
余裕あり

③抱合型ビリルビンとして外に出す
余裕なし

類洞（血管）

肝細胞

胆管

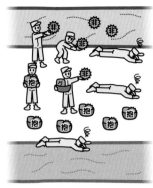

肝機能障害
肝機能障害が起こると、まず抱合型ビリルビンが増加し、さらに悪化すると非抱合型ビリルビンも増加する

(糖) 非抱合ビリルビン
グ グルクロン酸
抱 抱合型ビリルビン

テップに分けられます。

　肝臓に障害がある場合はこの３つすべてが障害されますが、とくに余力のない③が最も強い影響を受けるため、抱合型（直接型）ビリルビンを排出できなくなります。

　肝細胞の障害が進行すると、①や②も障害されて非抱合型（間接型）ビリルビンも増加します。代表的な疾患が急性ウイルス性肝炎です。

　肝硬変では、肝細胞の障害が進行して代償能力を超えると、黄疸が現れます。

Q8 胆道の通過障害でどうして黄疸が起きるの？

Answer　胆道のどこかが閉塞すると、胆汁が消化管に出ていかず、血液中に胆汁の抱合型ビリルビンが逆流して黄疸が現れます。ウロビリノーゲンが便中に排出されないため、灰白便という白っぽい便になります。血液中に逆流した抱合型ビリルビンは、尿中に排出されます。

　原因となる疾患としては、胆石、膵臓癌、胆管癌、先天性胆道閉塞などがあげられます。

Q9 黄疸の有無はどうやって観察するの？

Answer　まず、既往歴や問診から黄疸の原因となるような病気がないか確認します。全身の皮膚を見ただけでは、軽度の黄疸はわからないことが多く、患者自身も気づかないことが少なくありません。そのため、通常黄疸があるかどう

かの判断は、眼球結膜を見て行います。

　原因疾患によって起こる黄疸以外の症状、貧血の有無、発熱、便や尿の色などもチェックします。

　ミカンを食べ過ぎると、掌が黄色くなることがあります。これは柑皮症といって単に取りすぎた橙色の色素が沈着したもので、病気ではありません。

Q10 黄疸の原因はどうやって判断するの？

Answer　黄疸の背後にはさまざまな疾患が潜んでいますが、ビリルビン代謝のどの部位が障害されるのかによって増加するビリルビンのタイプが異なります。

　そのため、血液を採取して抱合型ビリルビンと非抱合型ビリルビンの比を調べたり、肝機能検査などの血液生化学検査や、尿検査などを参考にして原因を調べます。貧血の有無は血液検査によってわかります。また、超音波やX線による画像検査を行って腫瘍や胆石の有無を検査します。症状、既往歴とこれらの検査結果から、総合的に黄疸の原因を判断し、それに応じた治療を行います。

Q11 黄疸が現れているときのケアは？

Answer　とくに閉塞性黄疸では、ビリルビンが末端神経を刺激し、多くに皮膚のかゆみ（→p327参照）が生じます。また、粘膜も傷つきやすくなるため、爪を切る、皮膚を清潔に保つ、軟膏を塗るといったケアをします。

　肝硬変や溶血性黄疸（溶血性貧血）のときは、安静を保つとと

もに、食事指導が必要になります。

　また、閉塞性黄疸の治療では、ドレーンを入れて胆汁を外に出して黄疸を軽減させる、経皮経肝的胆道ドレナージ（PTCD）を行うことがあります。この場合は、ドレーン管理や感染予防などに注意します。

　黄疸のなかには、母児血液型不適合妊娠によるもののように、発症を予測して適切な対応をとることによって予防できるものもあります。

37 かゆみ

▶「かゆいです」
▶「かきむしってしまいます」

Q1 かゆみって何ですか?

Answer かゆみとは、かきたいという欲求を伴う、皮膚や粘膜などの不快な感覚をいいます。

Q2 かゆみが起きるメカニズムは?

Answer 皮膚には、触覚、温覚、冷覚、痛覚、痒覚という5つの感覚が備わっています。かゆみ(痒覚)を感じとるのは、表皮と真皮の間に分布しているC線維からなる、知覚神経だと考えられています。

皮膚を介した刺激によってC線維が刺激され、これが脊髄を経由して大脳に伝わってかゆみが知覚されるのです。

かゆみはメカニズムによって末梢神経の受容体が刺激されることによって起こる末梢性のかゆみ、全身疾患によって脳の受容体が刺激されて生じる中枢性のかゆみ、神経の障害による神経障害性のかゆみ、精神的な原因による心因性のかゆみ、複数のメカニズムがかかわっている混合性のかゆみに分類されます。

末梢性のかゆみではヒスタミンやプロテアーゼ、インターロイキン、中枢性のかゆみではオピオイド、神経障害性のかゆみではサブスタンスP、心因性のかゆみではセロトニン、ノルアドレナ

●関連する症状

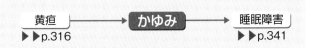

| 黄疸 | → | かゆみ | → | 睡眠障害 |
| ▶▶p.316 | | | | ▶▶p.341 |

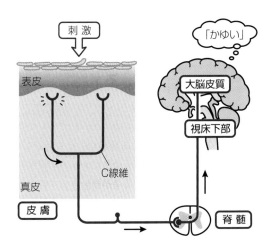

リンがそれぞれかゆみを引き起こします。

Q 3 蕁麻疹やアトピー性皮膚炎で かゆみが起きるメカニズムは？

Answer　蕁麻疹を例にとってみていきます。蕁麻疹は、卵や魚などの食物や薬物、ハウスダストなどが抗原になり、強いかゆみを伴う境界明瞭な皮膚の隆起（膨疹）を引き起こす、Ⅰ型アレルギーです。

蕁麻疹の人は、抗原（アレルゲン）に対してとくにIgE抗体が多く産生されます。IgE抗体は肥満細胞という結合組織中に存在する細胞にくっつきやすい性質をもっているので、血清の中にはほとんどなく、この細胞の表面にくっついた状態で存在しています。抗原を摂取したり、吸い込んだりすると、肥満細胞の表面のIgE抗体と結合し、これが刺激になって肥満細胞内にあるヒスタミンが細胞の外に放出されます。その結果、ヒスタミンがC線維にあるヒスタミンの受容体と結合し、かゆみを起こすのです。

アトピー性皮膚炎でも、同様のメカニズムによってかゆみが起こります。さらに皮膚のバリア機能も弱くなっているために、刺激物質が表皮を通過しやすくなり、これもかゆみの発生に関係していると考えられます。高齢者や冬季に多いドライスキンでかゆみが起こるのも天然保湿因子やセラミドなどの角質細胞間脂質の減少による皮膚のバリア機能の低下によるものです。

炎症が起こっているときは、炎症細胞や傷害された組織から放出されるインターロイキン、プロスタグランジンなどもC線維を刺激し、かゆみを起こします。

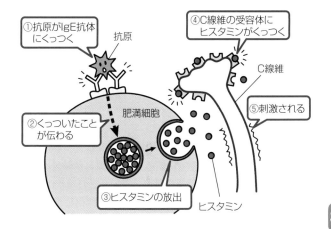

①抗原がIgE抗体にくっつく

抗原

④C線維の受容体にヒスタミンがくっつく

C線維

②くっついたことが伝わる

肥満細胞

⑤刺激される

③ヒスタミンの放出

ヒスタミン

用語解説

アトピー ....

　アトピーという言葉は、1923年にCocaとCookeという人が、喘息、蕁麻疹、食物アレルギーなどのⅠ型アレルギーの特徴を表現するために用いました。現在では、アトピー性素因、すなわちIgE抗体を産生しやすい遺伝的な素因に対して使用されます。

　抗体には、IgEのほかにIgG、IgA、IgM、IgDがあります。このうち血清中の抗体の大部分を占めているのは、IgGです。なぜ、アトピーの人ではIgE抗体が産生されやすいのかについては、以下のメカニズムが推測されています。

　Th2細胞（抗原が侵入したときに活性化する、ヘルパーTリンパ球のうち、液性免疫の活性化にかかわるサイトカインを産生する）と、Th1細胞（細胞性免疫の誘導にかかわるサイトカインを産生する）のバランスが、Th2細胞優位に傾くことです。

Q4 接触皮膚炎でかゆみが起きる メカニズムは？

A 接触皮膚炎は、皮膚に金属やゴムなどの化学物質が触れることで、かゆみを伴う水疱が形成される、Ⅳ型アレルギーです。

皮膚から抗原が侵入すると、表皮に存在しているランゲルハンス細胞により、侵入した抗原の情報が免疫系に伝えられ、抗原と反応するTリンパ球がつくられます。再び抗原に接触すると、ランゲルハンス細胞から情報を受け取ったTリンパ球がサイトカインを産生し、表皮細胞を活性化させます。活性化した表皮細胞は、インターロイキンなどの炎症性サイトカインを産生し、これが刺激になってかゆみが起こります。炎症性サイトカインは、同時に表皮へのマクロファージやTリンパ球の遊走を起こし、その結果表皮が破壊されて水疱ができます。

Q5 中枢性のかゆみって何ですか？

A 中枢神経のオピオイド受容体に、モルヒネやエンドルフィンなどのオピオイドが結合すると、それがかゆみとして知覚されることがあります。

このほかに薬物がかゆみを起こす例としては、向精神薬、下痢止め、抗結核薬などがあげられますが、これらによるかゆみはヒスタミン分解酵素の障害を介してヒスタミンが蓄積することによって起こる、末梢性のかゆみです。

Q6 かゆみを起こす全身疾患にはどんなものがありますか？

Answer 胆汁のうっ滞を伴う閉塞性黄疸（→p.320参照）があると、半数近くにかゆみが起こります。これは、オピオイド受容体の刺激による中枢性のかゆみだと考えられています。また、血液中や皮膚で増加した胆汁酸がC線維を刺激する可能性もあります。

腎不全の患者も、かゆみに苦しむことが少なくありません。カルシウムやリン、尿酸などの代謝異常や、オピオイド受容体が刺激されることが原因ではないかと考えられていますが、まだよくわかっていません。

このほか、ダニや寄生虫が身体の中にいるといった妄想がかゆみを引き起こすなど、精神的な原因によるかゆみもあります。

Q7 かゆみはどのようにアセスメントするの？

Answer 何がかゆみを起こしているのか、その原因をアセスメントします。まず、かゆい部分の皮膚状態を観察しましょう。蕁麻疹は皮膚が盛り上がるのが特徴で、接触皮膚炎なら小さな水疱ができます。アトピー性皮膚炎では、紅斑や丘疹、水疱、びらんなどが混在し、耳介や口腔周囲、四肢の関節部などに好発します。もちろん、皮膚の変化を伴わないかゆみもあります。

アレルギーが原因の場合は、「いつかゆくなったか」「どんな時にかゆくなったか」が観察のポイントです。かゆみが出た状況を知ることで、原因が見えてきます。そのうえで、パッチテストや

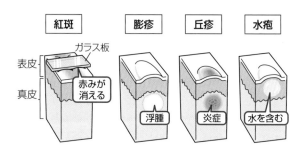

紅斑	膨疹	丘疹	水疱

紅斑：ガラス板、表皮、真皮、赤みが消える
膨疹：浮腫
丘疹：炎症
水疱：水を含む

皮膚プリックテスト、血清中のIgE抗体を調べるCAP-RAST検査などで、原因を特定します。

　ドライスキンでは、皮膚のかさつきや落屑がみられます。単位面積あたりの皮膚から蒸発する水分量である経皮水分蒸散量を計測する器具があれば、皮膚のバリア機能を客観的に知ることができます。バリア機能が低下しているときは、皮膚から水分が蒸発しやすくなるため経皮水分蒸散量が増加します。

　背後に何らかの疾患が疑われるときは、かゆみ以外の症状や検査データに注意しましょう。閉塞性黄疸を引き起こすような既往歴はないか、直接型ビリルビンや、とくにALP値が上がっていないかを確認します。また、悪性リンパ腫がかゆみをよぶこともあるので、リンパ節の腫れの有無も観察しましょう。腎疾患が疑われるときは、血中のクレアチニン値、BUN（血中尿素窒素）値を見て腎機能をチェックします。BUNが100mg/dLを超えると、かゆみが起こるといわれています。

Q.8 かゆみのケアは？

A nswer 　かゆみは、イライラ感や不快感をまねき、集中力を低下させ、不眠や食欲不振を起こすこともあ

る、不快な症状です。

　かゆみは、かゆいとかく、かくと皮膚が傷つく、皮膚が傷つくとますますかゆくなるという悪循環をまねきます。そのため、症状を悪化させないためには、「かかないこと」「かき傷をつくらないこと」が大切です。皮膚を清潔に保つとともに、こまめに爪を切り、睡眠時は手袋をするなどの工夫をアドバイスします。冷やすことでかゆみが治まる場合があります。逆に入浴後など身体が温まるとかゆみが強くなることがあるので注意します。

　皮膚の乾燥によるかゆみには、クリームなどによる保湿を進めます。アレルギーによるかゆみでは、原因になる物質を摂取したり、接触したりしないようにします。また、ヒスタミンを多く含有する食物の摂取も控えるようにします。

　かゆみが強いときは、かゆみのタイプに応じた薬が処方されます。抗ヒスタミン薬でもかゆみが治まらないときは、ステロイド薬が用いられます。ステロイド薬は長期に使用すると副作用が現れるので、適切な使用法を守れるように、また副作用を早期に発見できるように気をつけましょう。

COLUMN
ステロイド外用薬の副作用

　かゆみを抑えるためだけでなく、アレルギーや自己免疫疾患など、過剰な免疫応答がかかわっていると考えられる疾患では、免疫応答や炎症を抑えるためにステロイド薬の塗布、場合によっては内服を行います。

　ステロイド外用薬を長期に使用すると、使用部位の皮膚が萎縮し、毛細血管が拡張します（これをステロイド皮膚といいます）。毛深くなったり、傷の治りが遅くなったり、白癬菌などの真菌感染症を起こす場合もあります。

38 褥瘡

Question 1 褥瘡って何ですか？

Answer　　持続的な圧迫を受けることによって生じる、皮膚と骨の間にある組織の障害を、褥瘡(じょくそう)といいます。圧迫が原因であるということがポイントです。

Question 2 褥瘡ができるメカニズムは？

Answer　　皮膚組織が持続的に圧迫されると、血流が悪くなって皮下組織が虚血状態に陥ります。そこに、皮膚の損傷を起こしやすくするさまざまな要因が絡み合い、虚血

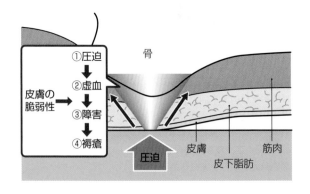

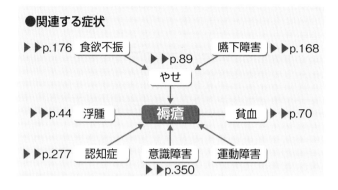

●関連する症状

▶▶p.176 食欲不振　　　　　　嚥下障害 ▶▶p.168

▶▶p.89

やせ

▶▶p.44 浮腫　　　褥瘡　　　貧血 ▶▶p.70

▶▶p.277 認知症　　意識障害　　運動障害

▶▶p.350

に陥った組織が障害され、褥瘡が発生します。

　軽度の褥瘡は、皮膚の赤み（発赤）として観察されます。続いて水疱ができ、びらんを起こします。さらに圧迫が続くと、皮下組織、筋肉と組織の損傷が深くなり、壊死に陥った組織が脱落して潰瘍を形成します。褥瘡では皮膚の損傷範囲は狭くても、その下にポケット（p.338参照）が形成され、大量の壊死組織が存在する場合があります。

Q3 圧迫以外の褥瘡の発生にかかわる要因は何？

Answer　健康な人は、寝ているときにも無意識のうちに姿勢や体位を変え、同じ部位が圧迫されないようにしています。ずっと同じ部位が圧迫されていると、痛みを感じるからです。ところが、何らかの障害があって体位を変えることができなかったり、痛みが起こらなかったりすると、同じ部位が圧迫され続けることになり、褥瘡の原因になります。

　たとえば、運動障害があると、痛みを知覚しても身体を動かす

ことができません。知覚障害がある場合は、痛みそのものを感じることができなくなります。ほかには、脳卒中で昏睡に陥ったり、手術が長びいて麻酔をした状態が続いた場合など、意識障害があるときなどが考えられます。

　また、汗、尿や便の失禁などによって皮膚がふやけた状態（浸軟）になると、圧迫や、衣類・シーツのシワなどによる摩擦を受けたときに皮膚が損傷しやすくなります。

　仙骨部に褥瘡が好発するのは、ここが皮下脂肪が少なく圧迫を受けやすい部位であると同時に、浸軟が起こりやすい部位であることが関係しています。高齢者は、加齢によって皮膚が萎縮したり皮下脂肪が減少したりし、弾力性が低下して皮膚や皮下組織が弱っています。そこにオムツを着用すると、尿や汗で濡れて皮膚がやわらかくなります。さらに圧や摩擦がかかると、軽い圧迫でも褥瘡ができてしまいます。

COLUMN

皮膚・排泄ケア特定認定看護師

　高度な実践能力を有する認定看護師の１つに皮膚・排泄ケア認定看護師があり、褥瘡や人工肛門などの瘻孔といった身体に生じるあらゆる傷と失禁が対象になります。

　2015年の特定行為研修制度のスタートによって、皮膚・排泄ケア認定看護師が特定行為38行為21区分のうち創傷管理関連の特定行為研修を修了すると、皮膚・排泄ケア特定認定看護師としてこれまでは実施できなかった褥瘡や慢性創傷の血流のない壊死組織の除去や創傷に対する陰圧閉鎖療法を医師の作成する手順書の範囲内で自律して実施できるようになります。壊死組織は傷の治癒を阻害するため、看護師がタイムリーに壊死組織を除去できることは、治癒の促進につながります。

Q4 全身状態では、どんなことが 褥瘡の発生に関係するの？

Answer　　とくに重要なのは、栄養状態です。栄養状態が悪いと、皮膚や皮下組織の抵抗性が弱まって褥瘡ができやすく、また、いったん褥瘡ができると非常に治りにくくなります。貧血は組織の酸素不足をまねき、浮腫があると圧迫に対する組織の抵抗性が弱まります。糖尿病では、動脈硬化症が進行するので、血流が悪くなります。また、長期間にわたってステロイドを使用していると、皮膚が薄くなって細胞の増殖力が弱まり、褥瘡が発生しやすくなります。

Q5 褥瘡ができやすいのはどんな部位？

Answer　　褥瘡は、体重による圧迫を受けやすく、皮下脂肪が少なく、皮膚のすぐ下に骨がある部位に好発します。仙骨部は、非常に褥瘡ができやすいところです。そのほかには、踵や後頭部などにもしばしば褥瘡が発生します。

Q6 褥瘡はどうやって アセスメントするの？

Answer　　褥瘡を見つけたら、深さ、感染の有無、壊死組織の有無を正しくアセスメントすることが重要です。褥瘡は、深さによってステージ1〜4の4つのグレードに分類されます（p.338表参照）。感染の有無は、浸出液の量や周囲の発赤や熱感の有無から判断します。壊死組織が残っていると治癒が妨げられます。そのため、壊死組織がある場合には、圧をか

けて洗い流したり、広範な場合は医師に切除を依頼します。より詳細なアセスメントには、日本褥瘡学会が開発した褥瘡状態判定スケール DESIGN-R®2020 がよく用いられます（用語解説参照）。

　褥瘡の治癒の過程は以下のように分類できます。

黒色期：皮膚と皮下組織が壊死している状態

黄色期：組織が壊死し、不良肉芽組織や膿などが現れた状態。多量の浸出液があり、感染の危険が高い時期

赤色期：壊死組織が除かれ、下から肉芽組織が盛り上がってくる。治癒が近い

白色期：赤い肉芽組織が欠落した組織を埋め、表皮形成が始まる。この表皮は周囲の皮膚より白っぽいのが特徴

表 NPUAPの分類

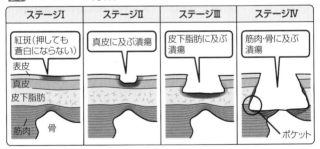

ステージⅠ	ステージⅡ	ステージⅢ	ステージⅣ
紅斑（押しても蒼白にならない） 表皮 真皮 皮下脂肪 筋肉　骨	真皮に及ぶ潰瘍	皮下脂肪に及ぶ潰瘍	筋肉・骨に及ぶ潰瘍 ポケット

Q7 褥瘡のケアはどうするの？
Question

Answer　　褥瘡は治療よりも、褥瘡をつくらないことが何よりも大切です。褥瘡の発生予測に用いるブレーデンスケール（用語解説参照）を利用して定期的にアセスメントし、リスクに応じた予防的ケアを実施します。

褥瘡発生の最も重要な要因は、圧迫です。そのため、エアマットレスを使用したりして除圧します。衣類やシーツの素材や、シワによる摩擦にも気をつけましょう。

また、ベッドをギャッチアップしているときには、身体がずり落ちないように角度に注意します。一般に、30度が適切です。

皮膚を清潔に保ち、とくに尿や便で汚れやすい部位は洗浄剤を

用語解説

DESIGN-R®2020 ·····

DESIGNは、褥瘡の深さ（Depth）、滲出液（Exudate）、サイズ（Size）、炎症・感染（inflammation/infection）、肉芽組織（Granulation tissue）、壊死組織（Necrotic tissue）、ポケット（Pocket）のそれぞれの項目に沿って評価するもので、各項目で小文字は軽度、大文字は重度を表します。また、各項目の評価をスコア化し、大きいほど重症であることを意味しています。2002年に日本褥瘡学会によって開発され、現在は2020年に改訂されたDESIGN-R®2020が使用されています。

DESIGN-R®2020を用いることによって、ケアや治療の効果を客観的に評価することが可能になります。

表 DESIGN-R®-2020

評価項目	軽度（スコア）	重度（スコア）
深さ（Depth）:いちばん深い部分で評価	d (0,1,2)	D (3,4,5,DTI*,U**)
滲出液（Exudate）	e (0,1,3)	E (6)
サイズ（Size）:長径×直交する最大径	s (0,3,6,8,9,12)	S (15,100cm²以上)
炎症・感染（Inflammation/Infection）	i (0,1)	I (3C***,3,9)
肉芽組織（Granulation tissue）	g (0,1,3)	G (4,5,6)
壊死組織（Necrotic Tissue）	n (0)	N (3,6)
ポケット（Pocket）	p (0)	P (6,9,12,24)

*DTI: deep tissue injury 深部損傷褥瘡疑い
**U:絵師組織でおおわれ、深さの判定が不能
***3C:臨界的定着（critical colonization)疑い
各項目で小文字は軽度、大文字は重度、スコアは大きいほど重症

（日本褥瘡学会:DESIGN-R®2020を元に作成）

用いて洗い清潔を心がけます。

　万が一、褥瘡をつくってしまったら、その状態に応じたケアを行います。褥瘡周囲の皮膚も含めて泡状の石けんでやさしく洗浄した後、創面の壊死組織を生理食塩水で洗い流し、創面を適切な被覆材でおおい、湿潤環境を保ちます。ポケットがないか確認し、ポケットがある場合には、ポケット内に壊死組織が残らないよう注意します。感染を起こしていない場合には、肉芽組織の増殖の妨げとなるため、消毒薬は使いません。ただし、浸潤環境が菌の増殖を促進し、治りが悪い臨界的定着の状態と判断した場合には、消毒薬の入った薬剤を使ったり、抗菌薬を内服することがあります。

　また、褥瘡からの感染防止も大切です。褥瘡が感染源になって骨への感染や敗血症を起こしてしまう場合もあるので、感染の兆候には十分に注意し、予防につなげます。創部のケアとともに、栄養状態や循環の改善に目を向けることも必要です。

用語解説

ブレーデン・スケール

　ブレーデン・スケール（Braden Scale）は、1986年、米国のブレーデン博士が開発した褥瘡発生予測に使用されるスケール（尺度）です。知覚の認知、皮膚の湿潤、活動性、可動性（体位を変える能力）、栄養、摩擦とズレの6項目について、1〜3ないし4点で採点します。その合計点数から、褥瘡発生の危険の高い人を予測するものです。点数が低いほど状態が悪く、褥瘡が発生しやすい状況にあります。日中のほとんどをベッドで過ごすようになったら、1度ブレーデン・スケールを用いて褥瘡発生の危険性を採点してみましょう。急性期は48時間、慢性期は2週間、高齢者は最初の4週間は毎週、その後は3か月に1回の頻度で採点します。

39 睡眠障害

▶「眠れません」 ▶「ぐっすり眠った気がしません」
▶「夜中に目が覚めます」 ▶「明け方に目が覚めます」

Q.1 睡眠障害って何？

A. 「夜中にたびたび目が覚める」「熟睡できない」「なかなか寝つけない」など、量、質、パターンの変化など、睡眠に関する異常を総称して睡眠障害といいます。「いつも眠くなる」といった症状も含まれますが、多くは「眠れない」ことのほうが問題になります。睡眠障害は、主に患者本人の訴えによる症状です。

Q.2 眠ることはなぜ大切なの？

A. 眠れない状態が続くと、動物は死んでしまいます。したがって、睡眠は、食事や排泄と並んで、人間が生命を維持するために必要な生理機能であると考えられます。睡眠の目的は脳を休ませることにあり、積極的な生体防御活動ということができます。

また、日常生活活動で消費されたエネルギーを補給し、翌日の活動のためのエネルギーを蓄積するなど、健康を保つうえで欠くことのできない行為でもあります。

なお、睡眠は意識喪失と似た状態ですが、覚醒できる能力が常にあるという点が異なります。

●関連する症状

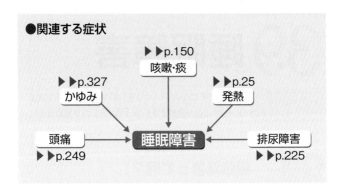

▶▶p.150
咳嗽・痰

▶▶p.327
かゆみ

▶▶p.25
発熱

頭痛
▶▶p.249

睡眠障害

排尿障害
▶▶p.225

Q 3
Question

眠りをコントロールしているのはどこ？

A nswer

夜になると眠くなり、朝になると目覚めるというように、睡眠と覚醒は一定のリズムに従って行

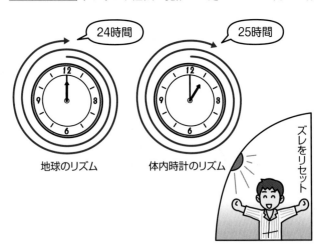

24時間

25時間

地球のリズム

体内時計のリズム

ズレをリセット

われています。これをコントロールしているのは、視床下部の視交叉上核にある体内時計です。

この体内時計は、25時間を1日とする周期（概日リズム：サーカディアンリズム）をもっています。25時間ですから、地球の自転の周期である24時間との間に、毎日1時間のずれが生じています。しかし、このずれは、日光を浴びることで調整できるようになっています。

Q4 日光は眠りにどんな影響を与えるの？

A 朝になると光が差し、夜になると暗くなります。つまり、睡眠と覚醒のリズムには、「光」が大きく影響しています。光の刺激は、視神経から視交叉上核の神経細胞に伝えられます。これが、朝に目覚め、夜は眠るというリズムを作り出していると考えられています。

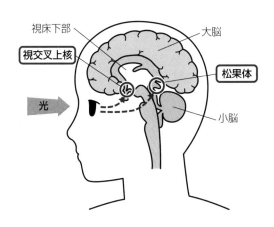

また、第3脳室の後ろにある松果体も光の影響を受け、睡眠と覚醒のリズムに関係しています。松果体から分泌される、メラトニンというホルモンは、分泌が亢進すると眠気を引き起こすことが知られており、メラトニンの合成は光によって低下します。そのため、夜暗くなるとメラトニンが増加して眠くなり、朝がきて明るくなるとメラトニンが減少して目が覚めると考えられています。

　このように光はサーカディアンリズムの調節に重要な役割を果たしていますが、明暗の周期がない環境下でもサーカディアンリズムがみられることから、視交叉上核の神経細胞そのものもリズムを刻んでいると考えられています。

Q5 _{uestion} ほかにはどんな要素が睡眠に関係しているの？

A_{nswer}　深部体温も、睡眠に大きく関係しています。下の図は、深部体温と眠気の関連を示しています。これでおわかりのように、眠気が起きるときに深部体温は下がります。

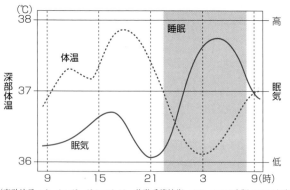

（真砂涼子：ナーシング・グラフィカ18　基礎看護技術、p279、メディカ出版、2004より改変）

よく、眠くなる前に赤ちゃんの手が温かくなりますが、これは末梢の血流が増加して脳や深部への血流が減少し、深部体温が下がっている状態です。

　お風呂で温まると眠くなるのも、同じ原理です。末梢循環がよくなれば、脳や深部に行く血流が減少するため、深部体温が下がって眠くなるのです。

Q6 睡眠障害にはどんな種類があるの？

Answer　ひと口に睡眠障害といってもさまざまであり、寝つけなかったり、すぐに目が覚めてしまう不眠症、日中の強い眠気が問題となる過眠症、覚醒と睡眠のリズムが乱れる概日リズム睡眠・覚醒障害、睡眠時の異常現象がみられるものに分類されます。不眠についてはさらに以下の4つに分けられます。

① **入眠障害**：寝つきが悪く、睡眠に入れない。目安としては、寝つけない状態が2時間以上続くとき。

② **中途覚醒**：夜中に目が覚めてしまう。1度覚醒すると、なかなか眠れない。

③ **早朝覚醒**：朝早く目が覚めてしまう。高齢者に多い。

④ **熟睡障害**：睡眠時間は取れているが熟睡できず、眠った気がしない。睡眠が浅い。

Q7 睡眠障害の原因としては、どんなことが考えられるの？

Answer　熱や咳、かゆみなど、病気やそれに伴う症状が刺激になり、睡眠を妨げることがあります。心疾

患や肺疾患からくる息苦しさや、頻尿で夜中に何回もトイレに起きることも、睡眠障害の原因になります。むずむず脚症候群（用語解説）や睡眠時無呼吸症候群は入眠を妨げたり、睡眠の質を低下させます。

　また、枕の高さが合わない、ふとんの中が暑すぎる・寒すぎるといった寝床内環境や、うるさい、暑い、湿度が高い、照明が明るいなどの寝室環境や、精神的ストレスも睡眠を妨げます。

　さらに、不規則な生活のようにサーカディアンリズムを乱すものがあるときも、睡眠障害の原因になります。時差ボケもその1つです。

　このほか、カフェインが含まれるコーヒーや緑茶の飲み過ぎや、カフェインやその誘導体が含まれる薬物も、睡眠障害を起こします。

Q8 Question 睡眠障害はどうやってアセスメントするの？

Answer　患者が「眠れない」と訴えたときには、前記の①〜④のうち、どのタイプの睡眠障害かをアセスメントします。日中の生活についても聴取して、サーカディアンリズムを乱すような生活を送っていないか確認しましょう。また、いつから睡眠障害が発生したか、現在までどのような経過をたどっているかを聞き、何が睡眠障害の原因になっているのかを推測します。高齢者で利尿薬を服用している場合は夜間のトイレが睡眠を妨げていないか確認します。睡眠中の様子についても確認し、むずむず脚症候群や睡眠時無呼吸症候群など、睡眠を障害するような状況がないかチェックしましょう。

むずむず脚（レストレスレッグ）症候群（下肢静止不能症候群）

　むずむず脚症候群とは、下肢（脚）を中心にむずむずする、痛い、かゆい、皮膚に虫がはうような感じがするなどの不快な感覚が生じ、下肢を動かさずにはいられない衝動を伴う病気をいいます。症状は、夕方から夜間の安静時に生じることが多いため、就寝時に症状が悪化して入眠障害を起こすことがあります。また、睡眠中に下肢を中心に頻繁に無意識に足首を背屈させたり、膝を曲げるといった四肢の運動を伴うことが多く、睡眠の質を低下させる可能性もあります。

　むずむず脚症候群を引き起こす疾患としては、鉄欠乏性貧血が代表的で、その他にパーキンソン病などの神経疾患、関節リウマチなどのリウマチ性疾患、糖尿病や甲状腺機能異常などの内分泌疾患、腎不全、慢性肝疾患、慢性閉塞性肺疾患（COPD）でも発症することがあります。高齢者のなかには、これらの疾患をもっている人も多いので、むずむず脚症候群が見られたら、既往歴を確認してみましょう。

　カフェインやアルコールの摂りすぎに注意したり、適度な運動習慣を心がける、不規則な睡眠習慣、過労、ストレスを避けることで症状が改善することが知られています。症状が強いときは、軽度の歩行運動、シャワーを浴びる、下肢をマッサージするなども有効です。症状が緩和しないときは、原因疾患の治療や薬物療法の検討が必要になるため受診を勧めることも必要になります。

39

睡眠障害

Q.9 睡眠障害のケアは？

Answer 　睡眠を妨げる原因が明らかな場合は、それを取り除きます。熱や咳、痛みが原因であれば、これらの症状を和らげるようなケアを行います。かゆみに対しては、保湿に努め、必要に応じてクリームなどを塗布します。

寝る前に利尿薬を服用しているために夜間のトイレ回数が多くなっている場合は、薬を飲む時間を調整します。なお、高齢者の場合、夜中にトイレに起きなくてもいいように水分の摂取を控えると脱水（→p.35参照）をまねくこともあるので、注意しましょう。

また、昼間、意識的に日光に当たることも効果的です。生活リズムが乱れているときは、日光に当たることでリズムの狂いを戻すことができます。

「寝つけない」という訴えに対しては、ぬるめのお風呂に入る、もしくは布団の上で軽く運動をするといったことをアドバイスするといいでしょう。末梢循環がよくなり、深部体温が下がるので、眠気を催すことにつながります。眠りに効果的といわれるトリプトファンを多く含む牛乳を飲むことも効果があると報告されています。

寝床内環境、寝室の環境を整えることも大切です。適切な温湿度と静かな環境に配慮するとともに、枕や布団、パジャマなどの寝具回りにも気を配ります。寝具の素材や寝室のダニやカビに対するアレルギーが、かゆみや咳を引き起こしていないかもチェックしましょう。

睡眠障害を訴える高齢者に対しては、生活パターンをメリハリのあるものに整えることも大事です。決まった時間に食事を摂り、適度に活動する時間を設けるようにします。また、寝る前

に、歯磨きをして寝具に着替えるなどのパターン化した行動をすると、眠気を誘うこともあります。これを「就眠儀式」といいます。

これらの工夫をしても、「眠れない」と訴える場合は、医師に睡眠薬の処方を依頼することも検討してみましょう。その際にも睡眠障害のアセスメントについて情報を提供することが患者にあった睡眠薬の選択に役立ちます。

39

睡眠障害

COLUMN

足浴は睡眠障害に有効か

「深部体温が低下するときに眠気が起こる」ことから、足浴も入浴と同じように、末梢循環を改善して深部体温を下降させ、入眠を促すと考えられます。高齢者に夕方、足浴を実施し、中途覚醒が減少したという報告もあります。

さらに足浴には、簡便で、入浴ができないような人に対しても行えるというメリットがあります。睡眠障害の患者がいたら試してみてはどうでしょうか。

40 意識障害

Q.1 意識障害ってなんですか？

Answer まず、意識障害の反対の状態、「意識が清明（はっきりしている）」とはどういう状態か考えてみましょう。意識とは、意識レベルが保たれ（覚醒している）、自分と外界との関係を正しく認識できている（たとえば、自分はだれか、どこにいるか、今日は何月何日なのかなど）状態です。したがって、意識障害とは、意識レベル、自分と外界との関係の認識のいずれか一方、あるいは両方が障害された状態をいいます。

意識障害と間違えやすい状態に「閉じ込め症候群」があります。閉じ込め症候群は、脳幹の橋底部が障害されることで、病変部位よりも先の運動神経の連絡が絶たれてしまうため。運動も発語もできませんが、意識は正常で、目の垂直運動と目を閉じたり開いたりすることで意思の疎通ができます。

Q.2 意識障害を起こす原因は何？

Answer 意識は、大脳皮質の活動と大脳皮質に働いて覚醒状態の維持や意識の発現にかかわっている網様体賦活系の2つが正常に働いていることが必要です。意識障害がみられるときには、これらのはたらきが障害されていることに

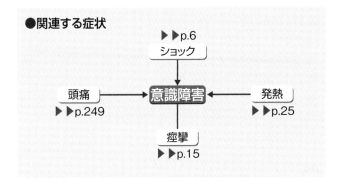

●関連する症状

▶▶p.6
ショック

頭痛 → 意識障害 ← 発熱
▶▶p.249   ▶▶p.25

痙攣
▶▶p.15

なります。

　原因としては、脳そのものに原因がある場合と、脳以外の原因によって大脳皮質や網様体賦活系が障害される場合があります。前者の例としては脳出血や脳梗塞、クモ膜下出血などの脳血管障害、脳腫瘍、脳挫傷や硬膜下血腫などの頭部外傷、髄膜炎などの

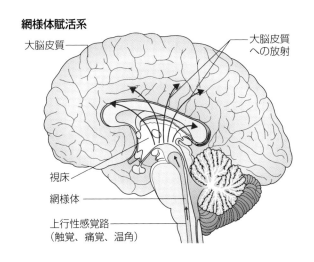

網様体賦活系

大脳皮質

大脳皮質
への放射

視床

網様体

上行性感覚路
(触覚、痛覚、温角)

感染症、後者の例としては、代謝性疾患、薬物による中毒があげられます。

意識障害の原因をアセスメントするためには、意識障害の発症のしかた（突然なのか徐々になのか）や意識障害発症前の外傷の有無、頭痛、発熱、痙攣、髄膜刺激症状（項部強直、ケルニッヒ徴候、ブルジンスキー徴候など）など意識障害以外の症状についての情報が助けになります。

Q3 意識障害のレベルの確かめ方は？

Answer 意識障害のレベルは、呼びかける、身体を揺さぶる、痛み刺激を与えるなど何らかの刺激に対して目を開けるかどうか、手足を動かすかどうか、話している内容はどうかから判断します。傾眠は、呼びかけると容易に目を開きますが、刺激がないとすぐに目を閉じてしまうような状態、混迷は大きな声で話しかけたり、からだを大きく揺さぶるなどの強い刺激があるときのみ目を開き、刺激がなくなるとすぐに目を閉じてしまう状態、半昏睡は、強い痛み刺激に対してのみ顔をしかめたり、手足で払いのけるなどの反応を示す状態、昏睡（深昏睡）は、強い刺激に対しても全く反応がない状態です。

Q4 意識障害のレベルの評価方法は？

Answer 意識障害の評価は、呼びかけや痛み刺激に対する反応や姿勢の観察結果を用いて行います。日本でよく使用されている評価方法は、グラスゴー・コーマ・スケール（GCS）とジャパン・コーマ・スケール（JCS）です。

GCSは、開眼（eye opening: E）4段階、最良言語反応（verbal

response: V）5段階、最良運動反応（motor response: M）6段階で評価し、E2V3M4の場合は、GCS 9点と表します。数値が小さいほど重症で、8点以下が重症の意識障害とされます。GCS 8点というのは、具体的にはE2V2M4、つまり、強い刺激で開眼し、会話はできない、痛みに対して反応するが、どこが痛いかはわからないような状態です。

　JCSでは、覚醒の程度によってⅠ：刺激をしなくても覚醒している状態、Ⅱ：刺激すると覚醒するが、刺激をやめると眠り込む状態、Ⅲ：刺激しても覚醒しない状態の3段階に分け、Ⅰについては0〜3の一桁（0は意識が清明な状態を示す）、Ⅱについては10〜30の二桁、Ⅲについては100〜300の3桁で評価します。

表 グラスゴー・コーマ・スケール（GCS）

観察領域	反応	スコア
開眼（E）	自発的に開眼	4
	呼びかけにより開眼	3
	痛み刺激により開眼	2
	全く開眼しない	1
言語反応（V）	見当識がある	5
	混乱した会話をする	4
	意味のない不適切な言葉を発する	3
	理解できない発声のみ	2
	発声が全くみられない	1
運動反応（M）	命令に従う	6
	痛み刺激部位に手足を持ってくる、払いのける	5
	痛み刺激を逃避する	4
	痛み刺激で四肢を異常屈曲する	3
	痛み刺激で四肢を伸展する	2
	痛み刺激で全く動かさない	1

開眼（E）、言語反応（V）、運動反応（M）の評価点の合計をもって意識障害の重症度とする。(E)＋(V)＋(M)＝15〜3点。
意識清明は GCS 15点（E4 V5 M6）、昏睡状態は GCS 3点（E1 V1 M1）と表記

例えば大きな声で呼びかけて眼を開けるようであれば、JCS 20と表しますが、実際にはⅡ-20のように記載されることが多くなっています。さらに不穏状態（restlessness）、失禁（incontinence）、失外套症候群（apallic stat，大脳皮質の機能が完全に失われてしまった状態で、眼球運動、体動、言葉全てが障害され、追視・注視はみられない）あるいは無動性無言症（akinetic mutism，網様体の部分的な傷害が原因で、無動、無言であるが追視・注視はみられる）があれば、（JCS 20-RI、JCS 200-I 、JCS20A、JCS200RAのように、それぞれの状態の英語の頭文字を付記します 。GCSと異なり、桁が上がり、数値が大きくなるほど重症になるので、混同しないように注意しましょう。

　意識の状態は、時間をおって変化する可能性があることを念頭におき、繰り返し評価することが必要です。

表　ジャパン・コーマ・スケール（JCS）

Ⅰ：刺激がなくとも覚醒している状態	
1	だいたい清明であるが、いまひとつはっきりしない
2	見当識障害がある
3	自分の名前、生年月日が言えない
Ⅱ：刺激すると覚醒するが、刺激がなくなると眠り込む状態	
10	ふつうの呼びかけで容易に開眼する
20	大きな声または身体をゆさぶることにより開眼する
30	痛み刺激を加えつつ呼びかけを繰り返すと、かろうじて開眼する
Ⅲ：刺激に対して覚醒しない状態	
100	痛み刺激に対し、払いのける運動をする
200	痛み刺激に対して手足を動かしたり、顔をしかめたりする
300	痛み刺激に反応しない

注）意識が清明な場合は「0」と表現し（JCS 0）、不穏状態であれば「R：restlessness」、失禁があれば「I：incontinence」（JCS 20-RI、JCS 200-I)、無動性無言症（akinetic mutism）や失外套症候群（apallic state)があれば「A」を付記する（JCS20A、JCS200RA）

Q.5　意識障害でみられる姿勢異常とは？

A. 重症の意識障害では、GCSのM3点の異常な屈曲運動、2点の伸展反応（除脳姿勢）のように障害のある部位に応じた姿勢異常がみられる場合があります。

除皮質硬直は大脳皮質・白質が障害されたときに起こり、上肢は肘、手首が屈曲して内側を向き、下肢については、膝・足関節が伸展し、内側を向きます。除脳硬直は、中脳や橋の下行性網様体賦活系が障害され、異常な筋緊張が生じたときにみられ、除皮質硬直より重篤な状態です。上肢は内側を向いて伸展し、硬直します。下肢は膝・足関節が伸展します。

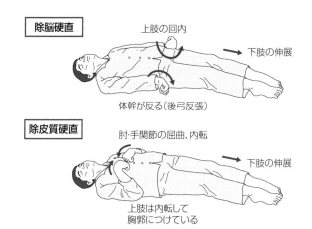

除脳硬直
上肢の回内
下肢の伸展
体幹が反る（後弓反張）

除皮質硬直
肘・手関節の屈曲、内転
下肢の伸展
上肢は内転して胸郭につけている

Q.6　意識障害時で起こる異常呼吸とは？

A. 意識障害児に起こる異常呼吸として、チェーンストークス呼吸と中枢性神経原性過換気があげ

355

られ、脳の障害部位を推測することができます。

　チェーンストークス呼吸とは、呼吸が徐々に増大と減少を繰り返し、最も減弱したときにしばらく停止しているような周期的な異常呼吸をいいます。数秒から数十秒の無呼吸がみられた後、浅い呼吸が始まり、徐々に深い呼吸となります。その後再び浅い呼吸に戻って呼吸停止となります。多くの場合は、このサイクルが30秒から2分程度で繰り返されます。動脈血中の二酸化炭素の低下に対する反応が鈍くなり、呼吸停止のような正常よりも二酸化炭素が増加した状態でないと、脳が呼吸の必要性を判断できなくなくなることで、起こります。チェーンストークス呼吸が見られるときは、両側の大脳半球、間脳、橋上部の障害が疑われます。

　過呼吸が起こる場合もあります。原因が脳にあるときは、1分間に約25回以上の連続性で深く規則正しい呼吸がみられ、橋上部や中脳下部の障害がることが推測されます。全身性疾患による意識障害では、糖尿病の急性合併症であるケトアシドーシスや尿毒症、肝性脳症で過呼吸がみられます。病変が橋下部にあるとき

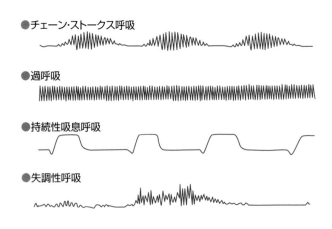

●チェーン・ストークス呼吸

●過呼吸

●持続性吸息呼吸

●失調性呼吸

には、長い吸気に続いて無呼吸となるパターンが繰り返される持続性吸息性呼吸が、延髄の呼吸中枢が障害されたときには、呼吸のリズム、深さ、強さが不規則な失調性呼吸がみられます。

　意識障害がある場合は、姿勢や呼吸以外に、髄膜刺激症状の有無、瞳孔の状態や光に対する反応、眼の動き、麻痺の有無についても観察します。これらは、意識障害の原因をアセスメントする上で重要な情報を与えてくれます。

Q.7 Question　意識障害時のケアのポイントとは？

A Answer　意識障害の患者をみたら、まずA（Airway：気道は確保されているか）、B（Breathing：呼吸状態はどうか）、C（Circulation：循環状態はどうか）を確認し、呼吸と循環状態を安定させることが最優先です。舌根の沈下や口腔内の異物はないか確認し、必要であれば下顎を挙上します。体温、意識レベル、瞳孔の状態や随伴刺激症状も評価し、重症の意識障害で緊急度が高いときは医師に収集した情報とともに連絡します。

　意識障害のある患者が救急搬送をされてくる場合には、迅速に診断をつけて治療につなげないと生命にかかわる場合があります。事前に入手した情報に基づいて心電図モニターや除細動、酸素投与、血管確保、予測される検査や投薬の準備を行ってすぐに対応できるようにしておきます。

　検査を待っている間は、環境を整え、できるだけ安楽に過ごせるようにします。患者の家族の不安も強いので、可能な範囲で現在の状態をわかりやすく説明し、質問に対してもていねいに対応しましょう。

40

意識障害

文 献

- 林正健二ほか編著：人体の構造と機能－解剖生理学、第3版、ナーシング・グラフィカⅠ、メディカ出版、2013
- Hansen, J.T.：Netter's Clinical Anatomy, 5th ed. Saunders, W. B, 2022
- 渡辺照雄編：カラーで学べる病理学、第5版、ヌーヴェルヒロカワ、2019
- 山内豊明ほか編著：疾病の成り立ちと回復の促進1－病態生理学、第7版、メディカ出版、2023
- 北村聖総編集：臨床病態学、第1巻、第2版、ヌーヴェルヒロカワ、2013
- 北村聖総編集：臨床病態学、第2巻、第2版、ヌーヴェルヒロカワ、2013
- 北村聖総編集：臨床病態学、第3巻、第2版、ヌーヴェルヒロカワ、2013
- 多田富雄監訳：免疫学イラストレイテッド、原著第5版、南江堂、2000
- 江口正信ほか編著：新訂版検査値ガイドブック、第2版、サイオ出版、2017
- 飯野正光監：標準薬理学、第8版、医学書院、2021
- 川村佐和子、志自岐康子編：基礎看護学1－基礎看護概論、第4版、ナーシング・グラフィカⅠ、メディカ出版、2013
- 中島紀惠子監：老年看護学、実践看護技術学習支援テキスト、日本看護協会出版会、2002
- 毛束真知子：絵でわかる言語障害－言葉のメカニズムから対応まで、第2版、Gakkenメディカル出版事業部、2013
- 石川治、宮地良樹：図解皮膚科学テキスト、中外医学社、2003
- 古味信彦編：図説・臨床看護医学3、消化器、同朋社、2000
- 内田幸男、船坂宗太郎編：図説・臨床看護医学10、眼／耳鼻咽喉、同朋社、2001
- 大里敬一編：図説・臨床看護医学16、周手術期の管理／集中治療、同朋社、2000
- 山内豊明：フィジカルアセスメントブック－目と手と耳でここまでわかる、第2版、医学書院、2011
- 西山茂夫：皮膚病アトラス、第5版、文光堂、2004
- 小林たつ子ほか：夕方の足浴が夜間頻尿高齢者の夜間排尿状態と睡眠状態に与える効果、山梨県立大学看護学部紀要、16：1-9、2014
- 古和久年：意識障害患者の救急医療、日本内科学会雑誌、79（4）：435-439、1990
- 矢崎義雄総編：内科学、1巻症候学、第11版、朝倉書店、2017
- 福井次矢、奈良信雄編：内科診断学、第3版、医学書院、2016
- 髙橋良:本当に使える症候学の話をしよう－とことんわかる病態のクリニカルロジック、じほう、2020
- 日本褥瘡学会ホームページ：褥瘡評価ツールDESIGN-R®、https://www.jspu.org/medical/design-r/（2023年3月14日アクセス）
- メディカルノート：下肢静止不能症候群、https://medicalnote.jp/diseases/下肢静止不能症候群（2023年3月14日アクセス）
- 岡島義ほか：牛乳乳製品と睡眠・疲労・健康感に関する一般人工調査研究、https://m-alliance.j-milk.jp/ronbun/kenkokagaku/huh1j400000071su-att/kenko_study2015-05.pdf（2023年3月14日アクセス）
- 今町憲貴：痒みの神経機構、日本臨床麻酔学会誌、38（3）：322-329、2018

索 引

359

索 引

看護のための
症状 Q&A ガイドブック
第2版

2016 年 3 月 25 日　第 1 版第 1 刷発行
2024 年 7 月 15 日　第 2 版第 1 刷発行

著　者	岡田　忍
発行人	中村雅彦
発行所	株式会社サイオ出版
	〒101-0054
	東京都千代田区神田錦町 3-6　錦町スクウェアビル 7 階
	TEL 03-3518-9434　FAX 03-3518-9435

カバーデザイン	Anjelico
カバーイラスト	前田まみ
本文イラスト	日本グラフィックス、渡辺富一郎
DTP	株式会社メデューム
印刷・製本	株式会社朝陽会

ISBN 978-4-86749-023-5　　　ⒸShinobu Okada
●ショメイ：カンゴノタメノショウジョウキュウアンドエーガイドブックダイニハン
乱丁本、落丁本はお取り替えします。